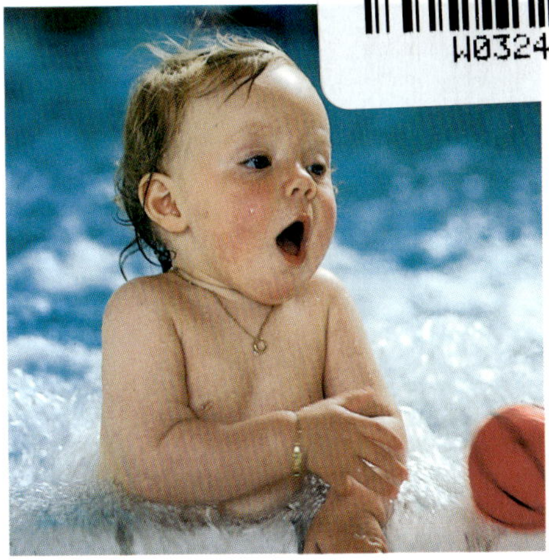

Spiel und Spaß im Wasser –

Baby-schwimmen

ElternRatgeber

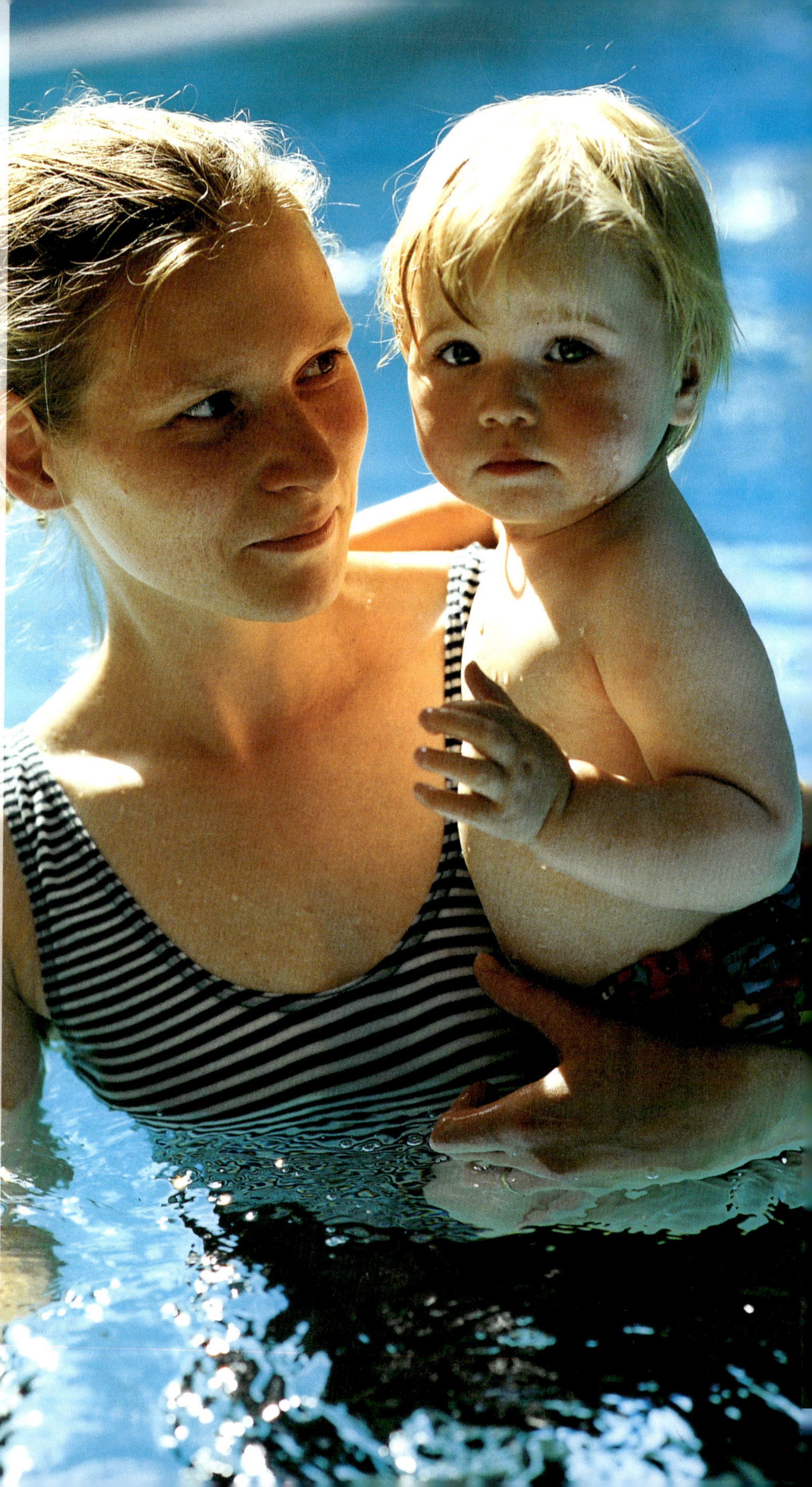

Dr. med. Anke Raabe-Oetker

Spiel und Spaß im Wasser –

Baby-
schwimmen

FALKEN

Inhalt

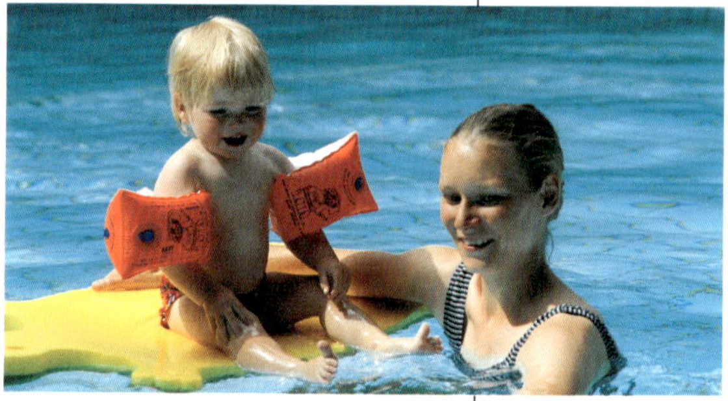

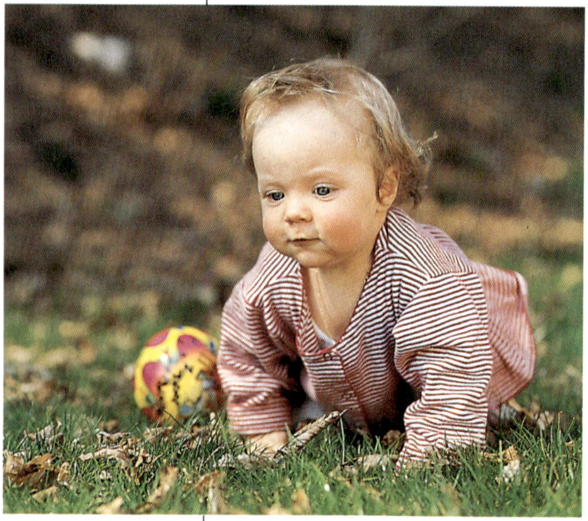

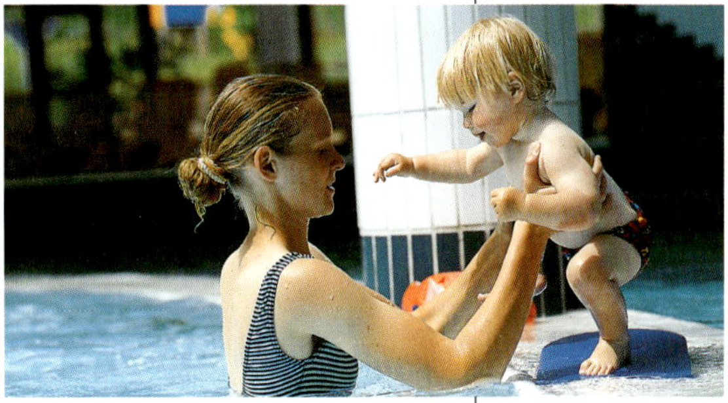

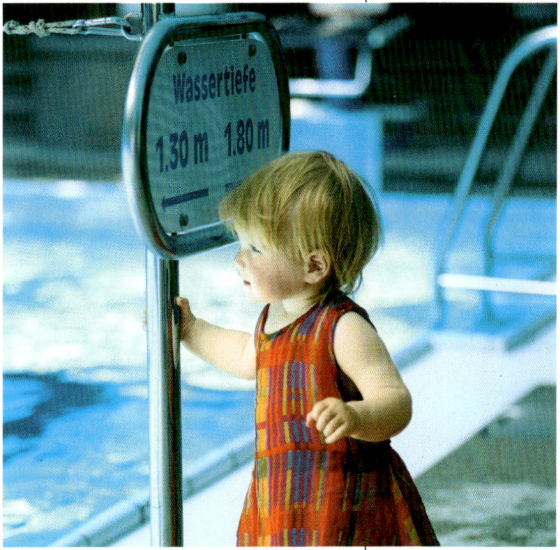
Wassertiefe
1.30 m 1.80 m

Einleitung

Gemeinsames Schwimmen und Spielen im Wasser macht Babys und Eltern gleichermaßen Spaß. Ihr Kind kann sich im Wasser schon fortbewegen, wenn ihm das an Land noch nicht möglich ist. Frühes Üben im Wasser wirkt sich positiv auf die vielen noch zu entwickelnden körperlichen und geistigen Fähigkeiten des Kindes aus. Besonders hervorzuheben ist aber die günstige Entwicklung der Bewegungsfähigkeit, für die ein regelmäßig durchgeführtes Babyschwimmen eine wesentliche Rolle spielt. Gerade im ersten Lebensjahr ist es manchmal schwierig den richtigen „Schlüssel" zum Kind zu finden. Es ist eine Frage der Wahrnehmung und des Einfühlungsvermögens der Eltern, zu sehen auf welche Reize das Baby freudig reagiert. Praxisnah werden deshalb in den einzelnen Kapiteln des Buches Übungen und Spielformen dargestellt, mit denen Sie Ihr Kind mit Freude und Spaß an das Medium Wasser gewöhnen können. Zusätzlich wird mit den beschriebenen Bewegungsübungen die Vertrautheit zwischen Eltern und Baby vertieft und die Ausbildung von Wahrnehmung und Empfinden gefördert. Beim Babyschwimmen steht jedoch nicht nur die Förderung des Bewegungsanreizes und die Erweiterung des kindlichen Bewegungsraumes im Vordergrund, sondern auch die Kräftigung und die Schulung von Koordination und Gleichgewicht. Außerdem ist Babyschwimmen eine gute Maßnahme zur frühzeitigen Prävention vor Haltungsschwächen. Der aktive Aufenthalt im Wasser weckt Neugierde und Unternehmungslust, und die Kinder haben – anders als an Land – die Möglichkeit sich im Wasser auszutoben.

Das vorliegende Buch wendet sich besonders an die Eltern, die die Entwicklung Ihres Kindes bewusst fördern möchten. Als Praxisleitfaden bietet es Müttern und Vätern die Möglichkeit ihr Kind ohne Teilnahme an einem Kurs an das Wasser zu gewöhnen. Zahlreiche Abbildungen helfen bei der behutsamen und angstfreien gemeinsamen Wassergewöhnung.
Auch aus sportmedizinischer Sicht ist das Babyschwimmen eine sinnvolle Förderung und Unterstützung der gesamten Entwicklung Ihres Kindes.
Dabei steht nicht das Schwimmenlernen (das ist noch gar nicht möglich) im Vordergrund, sondern der spielerische Umgang mit dem Medium Wasser, das Erlebnis sich zusammen mit den Eltern an das Wasser zu gewöhnen und die gemeinsame Freude beim aktiven Aufenthalt im Wasser.
Darüber hinaus ist das regelmäßig und gezielt durchgeführte Babyschwimmen die ideale Grundlage für das spätere Schwimmenlernen.

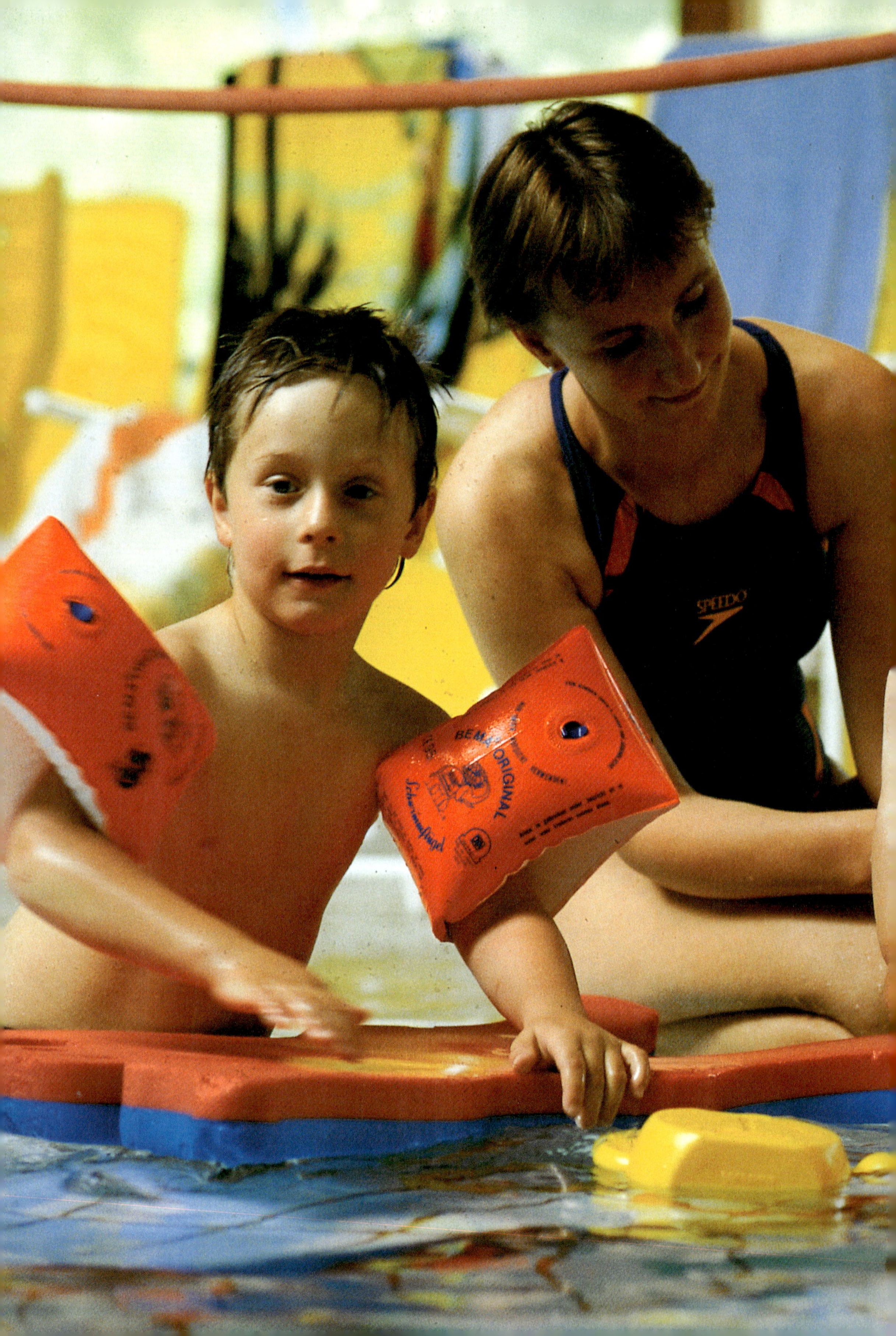
SPEEDO
BEMA ORIGINAL

Theoretische Grundlagen

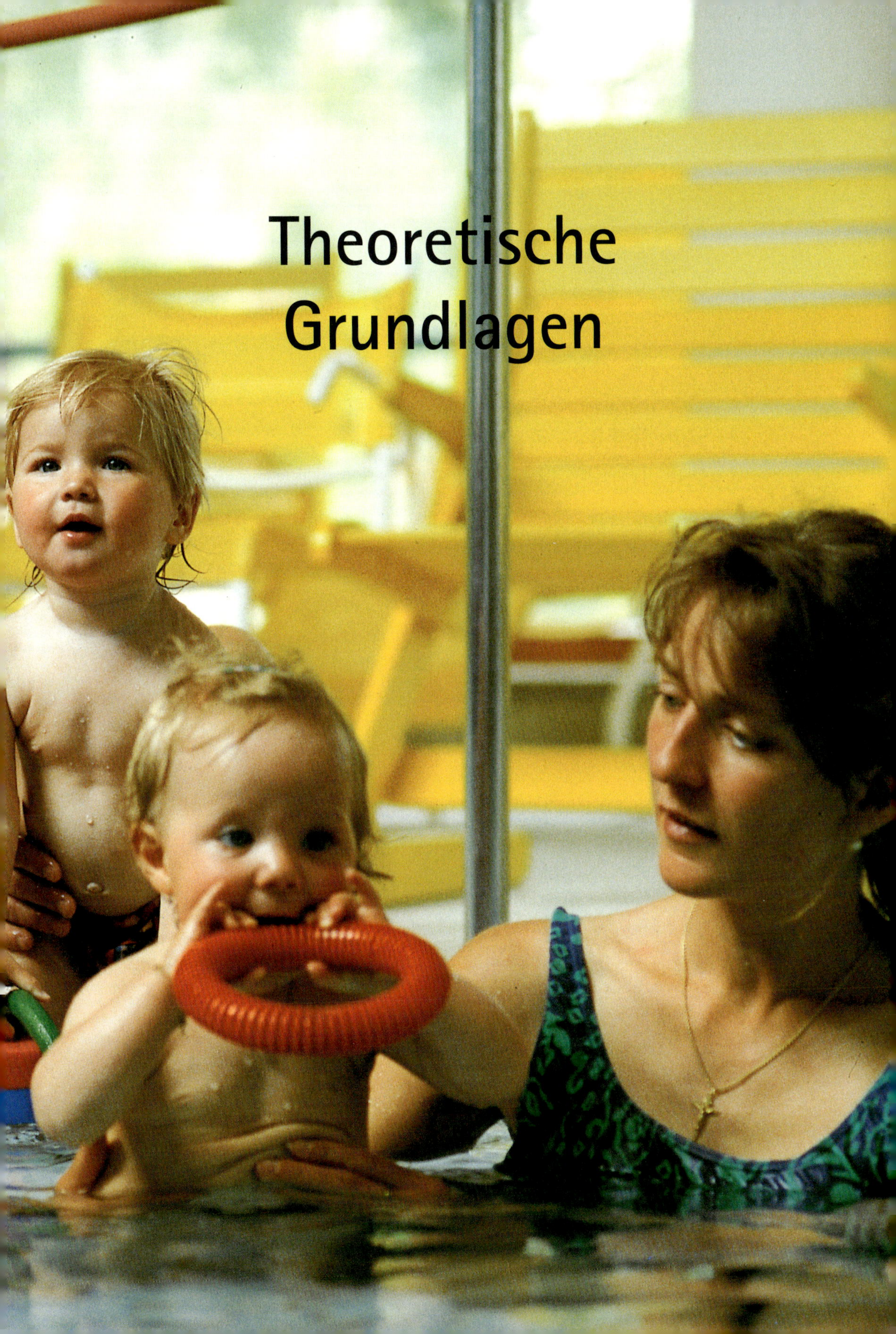

Positive Auswirkungen des Babyschwimmens

Warum überhaupt zum Babyschwimmen?

Regelmäßig durchgeführtes Babyschwimmen verhilft den Kindern häufig zu einem körperlichen und geistigen Entwicklungsvorsprung gegenüber Gleichaltrigen. Die positiven Auswirkungen zeigen sich unter anderem am Herz-Kreislauf-System, an der Lungenfunktion und am Stütz- und Bewegungsapparat.

- Die **körperliche Entwicklung** des Babys wird durch die besonderen Reize des Wassers und die Bewegungen darin gefördert.
- Die **motorische Entwicklung** kann durch die physikalischen Bedingungen im Wasser vielfältig und zu einem früheren Zeitpunkt positiv beeinflusst werden.
- Die **geistige Entwicklung** profitiert in dieser frühen Lebensphase von den spezifischen Wahrnehmungsangeboten und Lernmöglichkeiten im Wasser und seiner Umgebung.
- Die **seelische Entwicklung** des Kindes wird durch das Gefühl der Verbundenheit, der Sicherheit und der Geborgenheit in der Eltern-Kind-Beziehung positiv beeinflusst.
- Die **soziale Entwicklung** und das soziale Verhalten des Babys wird beispielsweise durch den engen (Haut-)Kontakt mit den Eltern und dem frühen Auseinandersetzen mit fremden Personen und einer neuen Umwelt positiv unterstützt.

Planschen und strampeln im warmen Wasser ist für Säuglinge eine erste Form der Fortbewegung. Der Reiz für die typischen Bewe-

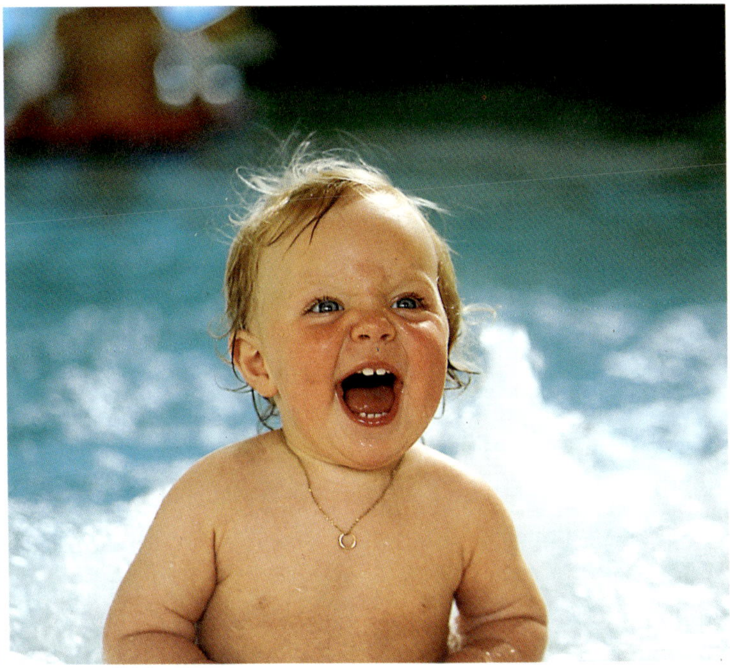

Babyschwimmen macht viel Spaß

gungen im Wasser wird hauptsächlich durch den Unterschied zwischen der Wasser- und der Körpertemperatur des Kindes ausgelöst, aber auch spontane Empfindungen des Babys führen zu motorischen Aktivitäten. Dieser Bewegungsanreiz bewirkt bei Babys eine Förderung der Bewegungsfähigkeit und der Bewegungsvielfalt. Die neuen Bewegungserfahrungen durch das Babyschwimmen erleichtern weitere motorische Folgebewegungen (wie Krabbeln, Kriechen und Laufen).

Hat sich Ihr Baby nach einigen Stunden an die Schwimmbadatmosphäre gewöhnt, führt es selbstständig erste „Schwimmbewegungen" mit seinen Beinchen durch. Das Baby kann dann durch Lernversuche (Versuch-Irrtum-Lernen) bald Bewegungen mit Armen und Beinen durchführen, die dem Wasser angepasst sind. Schon früh gelingt es dem Kind so mit Hilfe der Eltern im Wasser zu schweben. Bewegungen im Wasser sind eine frühe Koordinationsschulung und Geschicklich-

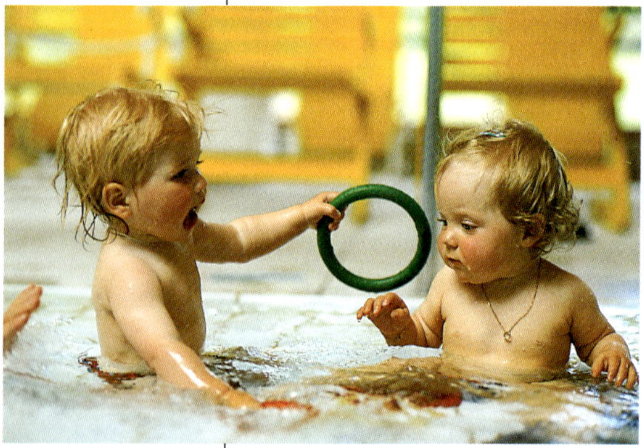

Wasserspielzeug lenkt von der ungewohnten Umgebung ab

keitsförderung. Auch verbessert das Kind sein Gleichgewichtsgefühl im fast schwerelosen Zustand. Da sich der Säugling an Land zu diesem Entwicklungszeitpunkt bei weitem nicht so gut bewegen kann wie im Wasser, ist dieses Medium für ihn ideal.

Allgemeine motorische Ziele des Babyschwimmens

- Verbesserung der Bewegungsentwicklung
- Erweiterung der Bewegungserfahrung
- Schulung der Bewegungsfähigkeit, -ausübung und -vielfalt
- Förderung des Bewegungslernens des Babys
- Wecken von Bewegungsfreude

Regelmäßiges Babyschwimmen bietet aber noch eine ganze Reihe anderer positiver Einflüsse:

1. Wissenschaftliche Untersuchungen haben ergeben, dass der Schlaf des Babys nach der sportlichen Belastung im Schwimmbad tiefer und ruhiger ist.

2. Ein frühzeitig und regelmäßig durchgeführtes Babyschwimmen stellt bei gesunden Kindern einen hohen Reiz für den physischen und psychischen Entwicklungsprozess dar.

3. Den immer häufiger auftretenden Haltungsschwächen kann vorgebeugt werden. Die Gefährdung der Gesundheit unserer Kinder durch den mangelnden Bewegungsraum, die Bewegungsarmut und andere negative Einflüsse heutiger Lebensweise führen vielfach zu irreversiblen Haltungs- und Kreislaufschäden. Gerade das frühzeitige und regelmäßige Schwimmen kann diesen Gefahren entscheidend entgegenwirken! Das Babyschwimmen im

Spezielle motorische Ziele des Babyschwimmens

- Verbesserung der kindlichen Koordination
- Förderung der altersgemäßen Geschicklichkeit
- Ausprägung und Verbesserung des Gleichgewichts
- Schulung der Körperhaltung
- Förderung der Kräftigung des Körpers
- Schulung der Wahrnehmung (Sensomotorik)
- Vorbereitung zur Wasserbewältigung und zum Schwimmen

ersten Lebensjahr ist die geeignetste Bewegungsart zur Förderung des Stütz- und Bewegungsapparates.

4. Die Entwicklung des zentralen Nervensystems wird durch das regelmäßige Babyschwimmen stimuliert.

5. Die Widerstandsfähigkeit gegen Infektionen wird gefördert. In den ersten drei Lebensmonaten profitiert das Baby im wesentlichen von der Immunabwehr der Mutter, und erst danach ist der Säugling in der Lage, selbst vermehrt Antikörper zu bilden. Nach dem vierten Lebensmonat kann der Körper schon selbst Infektionskrankheiten abwehren, und zu diesem Lebenszeitpunkt trägt ein regelmäßiges Säuglingsschwimmen zu einer zusätzlichen „Abhärtung“ bei. Babys, die wöchentlich einmal Schwimmen, sind vielfach besser als Gleichaltrige vor Infektionskrankheiten geschützt!

Positiv beeinflusst durch das Babyschwimmen werden:

- das Herz-Kreislauf-System
- das Gehirn und das Nervensystem
- die Resistenz gegen Infektionen
- der Stütz- und Bewegungsapparat
- die Schlaf-Wach-Phasen
- die Atmung des Kindes

Frühförderung durch das Babyschwimmen

Grundsätzlich sind die Einflüsse des Babyschwimmens auf die Gesamtentwicklung eines gesunden Kindes sehr vielfältig, vorausgesetzt, die Eltern gehen regelmäßig einmal pro Woche schwimmen. Jedoch auch für entwicklungsverzögerte Kinder kann das Babyschwimmen einen hohen therapeutischen Stellenwert haben, sofern keine medizinischen Gründe vorliegen, die dagegen sprechen. Frühgeborene „hinken" manchmal der Entwicklung Gleichaltriger, jedoch termingerecht geborener Kinder hinterher. Gerade für diese Kinder kann das Schwimmen im warmen Wasser und in behaglicher Atmosphäre gemeinsam mit den Eltern eine physische und psychische Förderung bewirken. Das trifft auch auf Kinder zu, deren Entwicklung durch Krankheit oder eine Behinderung verzögert ist. Hier kann eine frühzeitig einsetzende Stimulierung des Bewegungsreizes und eine gezielte Wahrnehmungsförderung im Wasser die weitere Entwicklung positiv unterstützen.
Trotzdem sollten Sie vor der Teilnahme am Babyschwimmen immer einen Arzt befragen, da bei einigen Erkrankungen ein Aufenthalt im Wasser nicht günstig ist.

Psychisches und soziales Verhalten

Das Babyschwimmen kann auch zu einem besseren psychischen und sozialen Verhalten des Babys beitragen. Voraussetzung ist jedoch, dass die Anforderungen an das Kind altersgemäß sind und nicht zu einer Überforderung führen. Wird das Kind gemäß seiner körperlichen und geistigen Reife beansprucht, fördert das Babyschwimmen Mut sowie Ehrgeiz und schult die geistige Aufnahmefähigkeit für ein konzentriertes Spiel- und Bewegungsverhalten.
Mit zunehmendem Lebensalter werden psychische Effekte wie Selbstvertrauen, Lern- und Leistungsbereit-

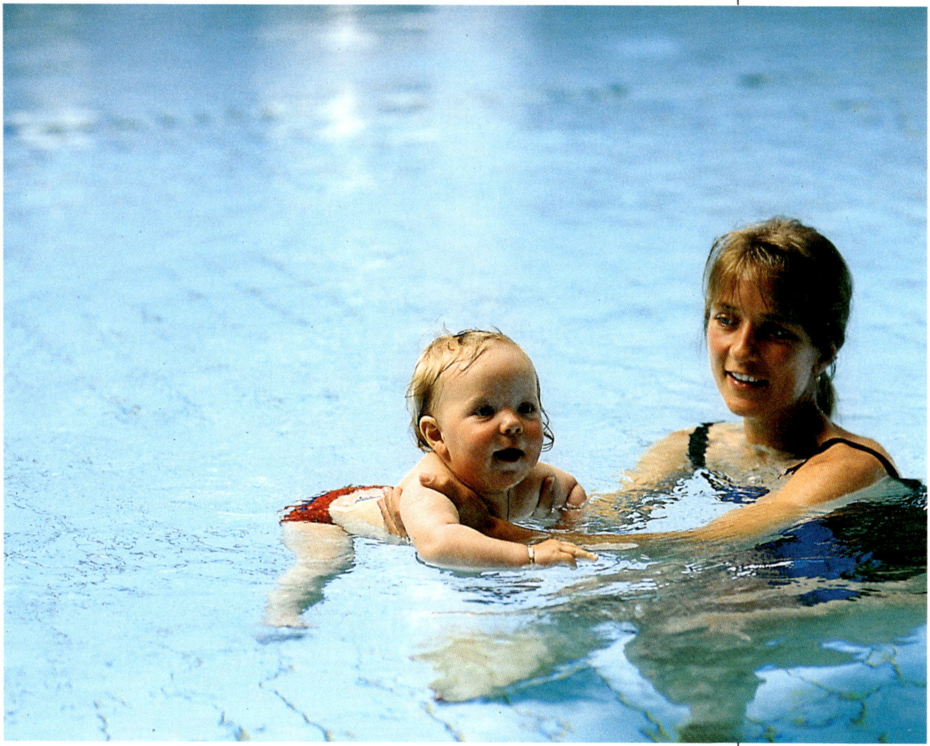

schaft und soziales Lernen unterstützt. Bedingt durch neue Erfahrungen im Schwimmbad werden Kinder kontaktfreudiger. Ob sich Babyschwimmen auch auf die Intelligenz der Kinder auswirkt, ist wissenschaftlich umstritten. Fest steht dagegen, dass die Bewegungen im Wasser die geistige Entwicklung Ihres Kindes fördern. Wenn es zum Beispiel, versorgt mit einer Auftriebshilfe, ein Spielgerät im Wasser entdeckt, darauf zupaddelt, es ergreift und betrachtet, wird seine Wahrnehmung intensiv gefördert. Durch die unterschiedlichen Anforderungen erfolgt eine umfassende Beanspruchung der unterschiedlichen Areale im Groß- und im Kleinhirn. Auslöser kindlicher Aktivitäten im Wasser sind häufig die zufälligen, situationsgebundenen Empfindungsreize. Hierbei spielen im Schwimmbad beispielsweise Trennungsängste (die Mutter befindet sich nicht mehr im Blickfeld des Babys)

Babyschwimmen fördert Mut und Ehrgeiz

Psychische und soziale Zielsetzung des Babyschwimmens

- Selbstvertrauen fördern
- Lernbereitschaft wecken
- Motivation steigern
- Konzentration schulen
- Intellektuelle Entwicklung fördern
- Emotionale Bindung zur Bezugsperson intensivieren
- Freude und Spaß vermitteln
- Soziale Kontakte erleben
- Förderung frühsozialer Verhaltensweisen

oder die Neugierde (auf im Wasser schwimmende Spielsachen) eine wichtige Rolle. Nachdem die ersten Trennungsängste der Kinder überwunden sind und sich die Babys im Wasser sicher fühlen, gehen sie auf zunehmend größere Entdeckungsreisen, gucken neugierig nach anderen Badbenutzern und Spielgeräten, paddeln immer wieder in bekannte Ecken des Schwimmbades: Gemeinsames Spielen mit anderen Kindern und mit Spielsachen wird zum wesentlichen Inhalt der Übungsstunde.

Besonders die Möglichkeit der intensiven Zuwendung zu Ihrem Kind und das gemeinsame Erleben und Erfahren von neuen Bewegungsmöglichkeiten machen das Babyschwimmen zum besonderen Vergnügen für alle Beteiligten.

Inhalte und Reihenfolge des Schwimmenlernens mit anschließenden Freizeitmöglichkeiten im Wasser

- **Babyschwimmen**
  Bewegungsentwicklung, Bewegungsförderung, Bewegungserfahrung, Bewegungslernen, Spielen
- **Wassergewöhnung**
  Gehen, Hocken, Laufen, Spielen
- **Wasserbewältigung**
  Gleiten, Schweben, Tauchen, Atmen, Springen
- **Schwimmenlernen**
  Wasserspringen, Wasserball, Aquagymnastik, Wettkampfschwimmen, Aquafitness Synchronschwimmen, Aquajogging, Rettungsschwimmen, Tauchen

Gesundheitserziehung

Mit Babyschwimmen können Sie als Eltern Einfluss auf die gesunde Entwicklung Ihres Kindes nehmen. Die positiven Auswirkungen des Schwimmens auf den kindlichen Organismus sind besonders in der heutigen Gesellschaft mit ihren zunehmenden Zivilisationserkrankungen nicht hoch genug anzusetzen. Babyschwimmen hat für das Kind im Hinblick auf das spätere Schwimmenlernen eine besondere Bedeutung, zumal sich gerade das Schwimmen in jedem Alter als eine hervorragende Möglichkeit der sinnvollen Freizeitgestaltung anbietet.

Zielsetzung des Babyschwimmens

Ziele und Methode

Ziele

Die Ziele des Babyschwimmens liegen in der allgemeinen und speziellen motorischen Förderung, der emotionalen Unterstützung der Eltern-Kind-Beziehung, der Verbesserung von sozialen Verhaltensweisen und in der psychisch-intellektuellen Entwicklung des Babys. Babyschwimmen beinhaltet keinen Leistungsgedanken und hat nicht das möglichst frühzeitige Schwimmenlernen zum Ziel. Das Babyschwimmen dient vielmehr der gesundheitlichen, körperlichen, geistigen, sozialen und motorischen Entwicklung des Kindes.
Es wird immer gemeinsam mit Mutter und/oder Vater ausgeführt. Im Vordergrund

stehen die Freude und der Spaß für Eltern und Baby an dem aktiven Aufenthalt im nassen Element. Darüber hinaus können Sie und Ihr Kind wichtige gemeinsame Erfahrungen bezüglich der Kommunikation, der Geborgenheit und des intensiven Kontaktes während des Schwimmbadaufenthaltes erfahren.

Inhalt
Das frühkindliche Förderprogramm versucht im Wasser die Grundlagen für die spätere Wassergewöhnung und -bewältigung zu schaffen. Erst im Kleinkind- oder Vorschulalter kann mit dem Schwimmenlernen begonnen werden.

Methodik
Wichtig ist die behutsame und angstfreie Hinführung zum freudvollen Aufenthalt im Wasser. Dabei spielt ein kindgerechtes Einfühlungsvermögen eine große Rolle. Liebe Eltern, gehen Sie geduldig auf die individuellen Bedürfnisse Ihres Kindes ein! Gewöhnen Sie Ihr Kind, wenn es ängstlich ist, behutsam und mit viel Geduld an das Wasser. Nur dann reagiert das Baby mit Begeisterung, Freude und Spaß im Wasser, Sie werden bei weiteren Schwimmbadbesuchen eine positive Rückmeldung von Ihrem Kind erfahren und Sie werden erleben, wie Ihr Baby auch schon in diesem frühen Alter von Woche zu Woche Fortschritte im Wasser machen wird!

Können Babys wirklich schwimmen?

Schon oft wurde ich gefragt, ob Babys „von Natur aus" schwimmen können, denn viele Menschen glauben, dass Säuglinge aufgrund der vorgeburtlichen Bedingungen im Bauch der Mutter automatisch nach der Geburt schwimmen können. Ich muss dies aufgrund meiner Erfahrung verneinen.
Kinder, die – wie in manchen Schwimmkursen noch durchgeführt – direkt auf ihre „Schwimmfähigkeit" geprüft werden, sind nach solch einer „Rosskur" ver-

mutlich kaum noch für das spätere Schwimmenlernen zu begeistern. Möglicherweise werden sie mit dem Schwimmbadbesuch lebenslang schlechte Erinnerungen verbinden.
Einzuräumen ist, dass sich manche Babys bis zum Ende des ersten Lebensjahres, bedingt durch ihr günstiges spezifisches Gewicht und die besonderen Körperproportionen, minutenlang über Wasser halten können. Allerdings erreichen sie dieses nur, wenn sie in Rückenlage ganz ruhig an der stillen Wasseroberfläche liegen. Sobald sich das Kind bewegt, verliert es die optimale Schwimmlage und sinkt durch unkoordinierte Bewegungen von Armen und Beinchen innerhalb weniger Augenblicke unter. Da die Kinder nach kurzer Zeit unter Wasser nach Luft schnappen, dringt Wasser in den Mund und in die oberen Luftwege, was zu Angst- und Panikgefühlen führen kann. Auch der angeborene Atemschutzreflex kann das Baby beim unfreiwilligen Abtauchen nicht dauerhaft vor dem Verschlucken von Wasser bewahren. Der kleine Mensch ist schließlich kein Fisch.
Die für ein sicheres Schwimmenlernen erforderliche Atem- und Auftriebstechnik ist nur über einen methodisch sinnvoll aufgebauten und gefahrlosen Lernprozess möglich. Nach kurzer Zeit der Gewöhnung an das Wasser führt das Baby dann individuelle Schwimmbewegungen durch, und diese Bewegungen ermöglichen den Kindern – anfangs mit und später im Kleinkindalter ohne Schwimmhilfen – das „Über-Wasser-Bleiben".
Die Bewegungsfähigkeit der Babys mit Unterstützung der Schwimmhilfen reicht nur aus, um eine so große Wasserverdrängung zu erzielen, dass ein sicherer Auftrieb möglich ist. Einen zielgerichteten Vortrieb erreichen die Kinder erst in der zweiten Hälfte des ersten Lebensjahres. Eine für das Schwimmen erforderliche Atmung kann das Baby erst im vierten Lebensmonat leisten, wenn es in der Bauchlage den Kopf über Wasser halten kann.

Wenn Sie Ihrem Kind eine Schwimmhilfe an den Oberarmen anlegen, erkennen Sie deutlich die charakteristischen strampelnden Bewegungen, die das Baby über Wasser halten. Hierbei handelt es sich um instinktive Schwimmbewegungen. Werden diese gefördert und weiterentwickelt, erzeugen Kleinkinder später so viel Auf- und Vortrieb im Wasser, dass sie sich eine relativ lange Zeit auch ohne Schwimmhilfen über Wasser halten können.
Noch eine wesentliche Zielsetzung des Babyschwimmens: Durch die regelmäßigen Schwimmbadbesuche lernt das Baby, dass es zu den Eltern oder zu einem Spielzeug hinpaddeln kann. Dieses ist besonders für die Vergrößerung des Aktionsradius und der Bewegung eine wichtige Voraussetzung. Schult man die zielgerichteten Bewegungen des Kindes in Richtung Beckenrand oder zu Schwimminseln im Wasser, so ist das Kind, ohne schwimmen zu können, ab einem gewissen Alter in der Lage kurze Distanzen zu überwinden.

Die ersten Schwimmbewegungen des Babys

Bei den ersten Schwimmbewegungen des Kindes „steht" der kleine Körper anfangs fast senkrecht im Wasser. Der Kopf liegt leicht im Nacken und das Kind ändert seine Haltung meist nur, wenn es auf akustische oder optische Reize aufmerksam wird oder es in eine andere Schwimmrichtung paddelt.
Charakteristisch ist bei den ersten reflexartigen Schwimmbewegungen die Bewegung der Beine. Sie zeigen einen Bewegungsablauf, der in etwa dem Radfahren oder einem strampelnden Kraulbeinschlag ähnlich ist. Es sieht aus, als würden die Kinder Treppensteigen wollen. Dabei werden die Ober- und Unterschenkel im Wechsel angehoben und führen Drehbewegungen in Schwimmrichtung aus. Die Beinbewegungen der Kinder können individuell allerdings recht unterschiedlich sein. Einige Kin-

der bewegen ihre Beine abwechselnd durch das Wasser, andere machen froschähnliche gleichzeitige Bewegungen mit beiden Beinchen. Bei diesen ersten Schwimmbewegungen erfolgt – wichtig für den Auf- und Vortrieb – die größte Wasserverdrängung durch die Füße der Kinder.
In den ersten Lebensmonaten ist die Bewegungsfähigkeit der Beine größer als die der Arme. Der Oberkörper wird vom Kind meist aufrecht gehalten. Die Ärmchen hingegen werden in stützender Haltung ins Wasser gelegt. Der aktive Armeinsatz erfolgt häufig nur, wenn das Kind versucht zur Mutter zu paddeln oder ein Spielzeug zu erreichen.
Die ersten zaghaften Armbewegungen des Babys stellen eine Art „rühren" im Wasser dar, das Kind „tastet" sich vorsichtig durch das nasse Element. Bei den ersten Schwimmbadbesuchen unterstützen die Arme häufig nur passiv die Lage und die Balance des Kindes im Wasser; sie verbessern den Vor- und Auftrieb des kindlichen Körpers im Wasser nicht! Manchmal liegen die Ärmchen auch völlig passiv angewinkelt oder gestreckt an der Wasseroberfläche. Nur wenige Kinder greifen mit den Armen neugierig in Richtung Beckenboden in das Wasser. Nach mehreren Schwimmstunden koordinieren die Kinder instinktiv die Bein- und Armbewegung so, dass trotz unterschiedlicher Bewegungsabläufe harmonische Bewegungen entstehen.
Insgesamt erfolgt jedoch der Vortrieb während des ersten

Unser Tipp:

Besonders in den ersten Schwimmstunden können die Eltern die Anspannung und die Anstrengung der Kinder sehr deutlich an der Arm- und Handhaltung beobachten.
Mit hoher muskulärer Tonusanspannung halten sie nahezu krampfhaft die Händchen zur Faust geballt. Erst, wenn sich die Kinder nach einigen Stunden an das nasse Element und die fremde Schwimmbadumgebung gewöhnt haben, öffnen sich die Hände.

Lebensjahres bei den meisten Babys hauptsächlich durch die Beine.

Die Atmung des Kindes sollte während des Schwimmens durch die Nase erfolgen. Achten Sie darauf, dass sich Ihr Baby keine Mundatmung angewöhnt, da die Gefahr des Verschluckens groß ist. Mit zunehmenden Bewegungsmöglichkeiten findet das Kind zu einer ruhigen und rhythmischen Atmung ähnlich wie an Land zurück. Allerdings kann sich die Atemfrequenz in Abhängigkeit von dem kindlichen Bewegungstempo, der Temperatur des Wassers, den psychischen Faktoren wie der Aufgeregtheit, Motivation und Temperament des Kindes erhöhen. Erst im Kindergartenalter ist das Kind in der Lage bewusst selbst Tauch- und Atemtechniken zu erlernen. Von diesem Zeitpunkt an kann mit einem ersten systematischen Schwimmunterricht begonnen werden.

Wie wirkt das Wasser auf das Baby?

Die Eigenschaften des Wassers

Beim Aufenthalt im Wasser können, bedingt durch die speziellen physikalischen Eigenschaften, ganz besondere Erfahrungen gemacht werden. Die Wesentlichste ist, dass Wasser auf der Haut vom Baby gespürt und wahrgenommen werden kann – im Gegensatz zur Luft.

Wirkung des hydrostatischen Druckes

- Die Einatmung ist erschwert, weil sich der kindliche Brust- und Bauchraum gegen den Druck des umgebenden Wassers erweitern muss.
- Die Ausatmung ist erleichtert.
- Der Blutrücktransport zum Herzen ist verbessert.
- Taucht das Baby ganz in das Wasser ein, lastet das Gewicht der darüberliegenden Wassersäule auf seinem Körper.
- Zusätzlich werden nach dem Einstieg ins Wasser auch beim Baby physiologische Reflexe ausgelöst, welche die Herzfrequenz verlangsamen (Tauchreflex) und die Nieren zu vermehrter Wasserausscheidung anregen.
- Wasser ist viel dichter und zäher (visköser) als Luft.

Wirkung der größeren Dichte des Wassers

- Das Baby benötigt schon bei kleinen und langsamen Bewegungen im Wasser mehr Kraft als an Land!
- Schnelle Bewegungen sind deshalb im Wasser nur mit hohem Kraftaufwand möglich, langsame Bewegungen gelingen hingegen leichter!
- Der Kontakt zur Umgebung des Babys wird intensiviert.

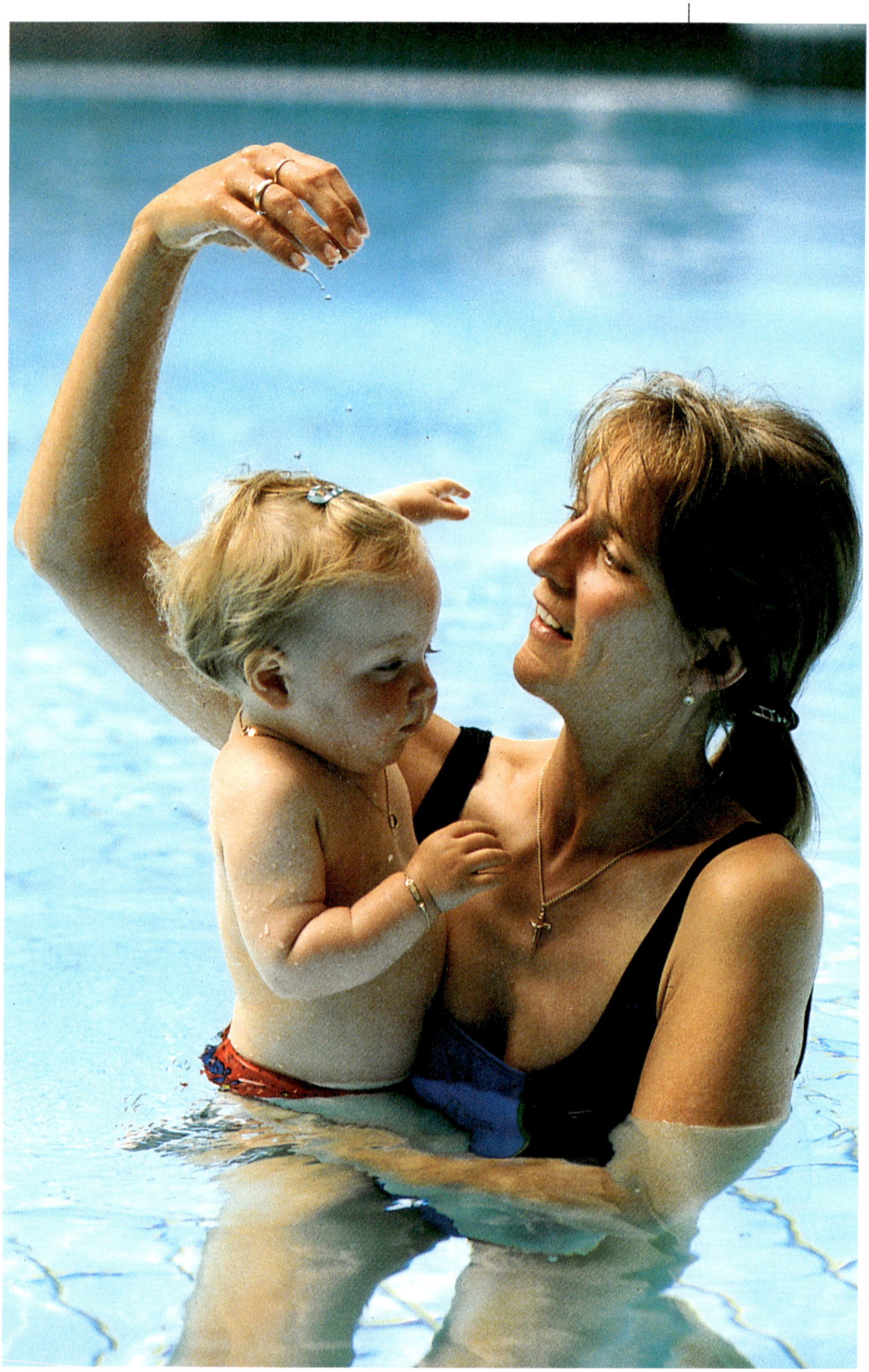

Kinder gewöhnen sich schnell an Wassertropfen auf dem Gesicht

Durch die größere Dichte des Wassers kommt es zu einer leichten Kräftigung der Muskulatur. Nach mehrmaligen Schwimmbadaufenthalten unter entsprechender Anleitung lernen die Kinder ihre Bewegungen anders zu koordinieren als an Land: sie erhalten eine weitere wichtige Lernanregung.
Besonders (hyper-)aktive Kinder profitieren von den im Wasser vorherrschenden physikalischen Bedingungen, da ausfahrende und überschießende Bewegungen gedämpft werden.
Zusätzlich bewirkt die anstrengende Bewegung gegen den Wasserwiderstand eine muskuläre Ermüdung und eine Beruhigung des Kindes.

Wirkung der Auftriebskraft

- Das Baby erfährt beim Eintauchen in das Wasser einen Auftrieb. Der **statische Auftrieb** ist die Folge der Dichte des Wassers. Bei eingetauchtem Körper hebt dieser die Eigenschwere (das Gewicht) auf, der Körper schwebt also.
- In der Fortbewegung bringt der **dynamische Auftrieb** den Körper des Babys zusätzlich in eine flachere (günstigere) Lage.

Wirkung des Wasserwiderstandes

- Wenn man als Erwachsener schwimmt, spürt man deutlich eine Kraft, die das Vorwärtskommen abbremst. Diese Kraft ist der Wasserwiderstand. Seine Größe wird hauptsächlich von der Schwimmgeschwindigkeit und der Form des Körpers bestimmt.
- Der Vortrieb beim Schwimmen wird überwiegend durch einen gezielten Druck und Zug der Extremitäten erreicht! Der Wasserwiderstand wirkt sich als Widerlager für den Abdruck von Händen und Füßen aus!

Wirkung der Wärmeleitfähigkeit

- Die Wärmeleitfähigkeit des Wassers ist 25-mal größer als die der Luft und führt zu einer erhöhten Wärmeabgabe des Babys im Wasser.

- Wird dem kindlichen Körper zuviel Wärme entzogen, bekommt Ihr Baby blaue Lippen und eine Gänsehaut. Diese Veränderungen kennzeichnen das erste Stadium der Unterkühlung (Hypothermie): Sie sollten das Wasser mit Ihrem Kind sofort verlassen!

Wirkung des Wasserdrucks
Durch den Aufenthalt im Wasser werden folgende Systeme und Funktionen des Babys positiv beeinflusst:

- Atmung
- Herz- und Kreislauf
- Skelett und Muskulatur.

1. Beim Atmen im Wasser muss das Baby wegen des Wasserdrucks mehr Kraft aufbringen; das stärkt in besonderem Maße seine Atemmuskulatur. Weiterhin kommt es durch Anpassungserscheinungen in der Lunge zu einer Erhöhung des Einatemvolumens (Vitalkapazität). Durch ein regelmäßiges Babyschwimmen kann dies zu einer deutlich ruhigeren und ökonomischeren Atmung führen.

2. Auch auf das Herz-Kreislauf-System hat der Wasserdruck positive Auswirkungen. Durch den erhöhten Blutrückstrom von der Körperperipherie zu den Brustorganen steht Lunge und Herz mehr Blut zur Verfügung: die Dehnungsfähigkeit des Herzens erhöht sich, seine Muskulatur wird gekräftigt. Regelmäßiges Babyschwimmen senkt die Pulsfrequenz und erhöht die Leistungsfähigkeit des Kindes. Weiterhin erholt sich das Kind nach einer Belastung schneller und es ist insgesamt ausdauernder.

3. Das kindliche Skelett erhält zusätzliche Entwicklungsreize durch die intensiven Bewegungen im Wasser. Als Folge dieser Beanspruchung kommt es zu einem ausgewogenen Knochenwachstum und einer guten Ausformung der großen Gelenke.
Auch die gleichmäßige Ausbildung der gesamten Skelettmuskulatur wird gefördert. Ermöglicht wird dies durch die Schwerelosigkeit im Wasser, in der das Baby seine Muskeln Zug um Zug kräftigen kann.

Ein weiterer positiver Reiz durch das Wasser ist die Verbesserung der Wärmeregulation, was u.a. zu einer besseren Abhärtung gegen Infektionen führt.

Die richtige Wassertemperatur

Nach den Empfehlungen des Deutschen Sportärztebundes und meinen Erfahrungen sollte das Wasser für das Babyschwimmen eine Temperatur von 32–33 Grad haben. Nicht nur Säuglinge genießen den Aufenthalt in warmem Wasser, sondern auch für Kleinkinder bis zum Alter von drei Jahren ist eine Temperatur von 30–32 Grad eine wesentliche Voraussetzung zum freudvollen Spielen.
Bei Temperaturen um 32–33 Grad fühlen sich die Babys im Wasser wohl, sie genießen den Aufenthalt im Wasser, und bewegen sich intensiv. Ist die Wassertemperatur zu niedrig, bietet sich ein ganz anderes Bild: Bei „nur" 30 Grad beginnen die kleinen Kinder schon zu frieren, sie suchen den engen Körperkontakt bei Mutter oder Vater. Einige Babys protestieren dann auch sehr lautstark gegen das für sie zu kalte Wasser.

Achtung!
Wassertemperaturen unter 28 Grad sind für das Babyschwimmen ungeeignet, möglicherweise gesundheitsgefährdend, da sie bei jungen Säuglingen zu Erkrankungen des Harnwegsystems führen können. Bedenken Sie, dass die hohe Wärmeleitfähigkeit des Wassers bei der geringen Körpermasse des Kindes auch bei nur kurzem Wasseraufenthalt einen starken Wärmeentzug bewirkt und Ihr Baby friert.

Unser Tipp:

Die richtige Temperatur des Wassers spielt für das Wohlbefinden der Eltern und Kinder besonders beim anfänglichen Babyschwimmen eine große Rolle. Deshalb sollte der Badebesuch auf jeden Fall in entsprechend warmem Wasser stattfinden, damit sich das Baby wohlfühlt und der Schwimmbadbesuch nicht in schlechter Erinnerung bleibt.

Suchen Sie sich deshalb besonders für die ersten Stunden ein Schwimmbad aus, das Ihnen und Ihrem Kind optimale (Wärme-)Bedingungen bietet.
Erst wenn sich Ihr Baby in der zweiten Hälfte seines ersten Lebensjahres an das Schwimmen und das Schwimmbad gewöhnt hat, kann auch der untere Bereich der idealen Wassertemperatur (30–31 Grad) gewählt werden: Ihr Kind wird zu motorischen Aktivitäten angeregt ohne zu frieren.

Der Reiz des Wassers für Eltern und Kind

Ein wesentlicher Vorteil des Eltern-Kind-Schwimmens ist die Verbesserung des Eltern-Kind-Kontakts: Das Schwimmen unterbricht den gewohnten Alltag und Mutter oder Vater widmen sich ausschließlich ihrem Kind.
Durch die ungewohnte Umgebung des Schwimmbades wenden sich die Kinder häufig an ihre Eltern. Da Eltern und Kind im Wasser nur Badebekleidung tragen, kommt es zu intensiven Hautkontakten, die besonders das Baby als sehr angenehm empfindet; der enge Körperkontakt gibt Sicherheit. Gelingt es Ihnen die positive Gefühlslage Ihrer Kinder zu erkennen, stellt das Babyschwimmen die ideale Grundlage für die Wassergewöhnung dar.
Dann ist das Baby ausgeglichen, planscht, spritzt, wird immer aktiver und genießt das Wasser als zusätzlichen Bewegungs- und Spielraum.
Das Bewegungsverhalten des Babys im Wasser ist im Wesentlichen abhängig von

- der Wärme des Wassers (siehe Seite 27),
- den Reizen aus dem Umfeld,
- der Körperlage im Wasser.

Reize aus der Umwelt im Schwimmbad gehen von Spielsachen, den Bezugspersonen und anderen Badbesuchern aus. Das Baby versucht bei Interesse, den Ausgangspunkt des Reizes zu erreichen, bei Abnei-

gung, sich von ihm zu entfernen. Hier bieten sich den Eltern eine ganze Reihe methodischer Möglichkeiten zum Auslösen und Steuern der Bewegungen des Babys.
Die **Körperlage** des Babys im Wasser bestimmt die Art der Bewegungen. In der Schräglage im Wasser (circa 50 bis 70 Grad zur Wasseroberfläche) finden Lauf- und Radfahrbewegungen statt. Durch kräftige Tritte in Richtung Beckenboden erreichen die kleinen Kinder den Auftrieb und einen geringen Vortrieb.
Sobald die Babys jedoch waagerecht im Wasser liegen, bewegen sie sich häufig ganz anders: sie ziehen die Beinchen gleichzeitig an und stoßen sie dann nach hinten ins Wasser weg – hierdurch erzielen die Kinder einen gewissen Vortrieb. Die individuelle Fortbewegung des Babys kann aber nicht als Vorläufer des Kraul- oder Brustbeinschlages gesehen werden.

Reaktionen des Babys

Damit das Baby positiv auf den ersten Schwimmunterricht mit Mutter und Vater reagiert, ist folgendes zu beachten: Neben den organisatorischen Voraussetzungen sollten die Lernziele für das Kind erlebnisreich und interessant dargeboten werden.

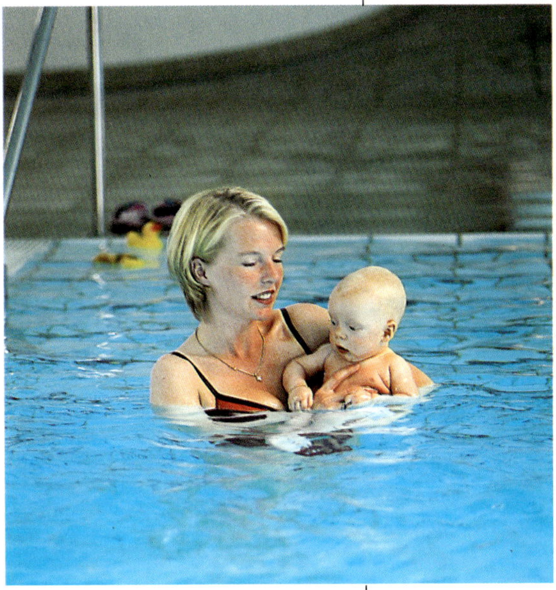

Ihr Baby muss immer das Gefühl der absoluten Sicherheit haben

Die Ziele dürfen mit den Kindern nur in kleinen Schrittchen angesteuert werden und auch wenn es einmal ein Schrittchen rückwärts geht: überfordern Sie Ihr Kind nicht!

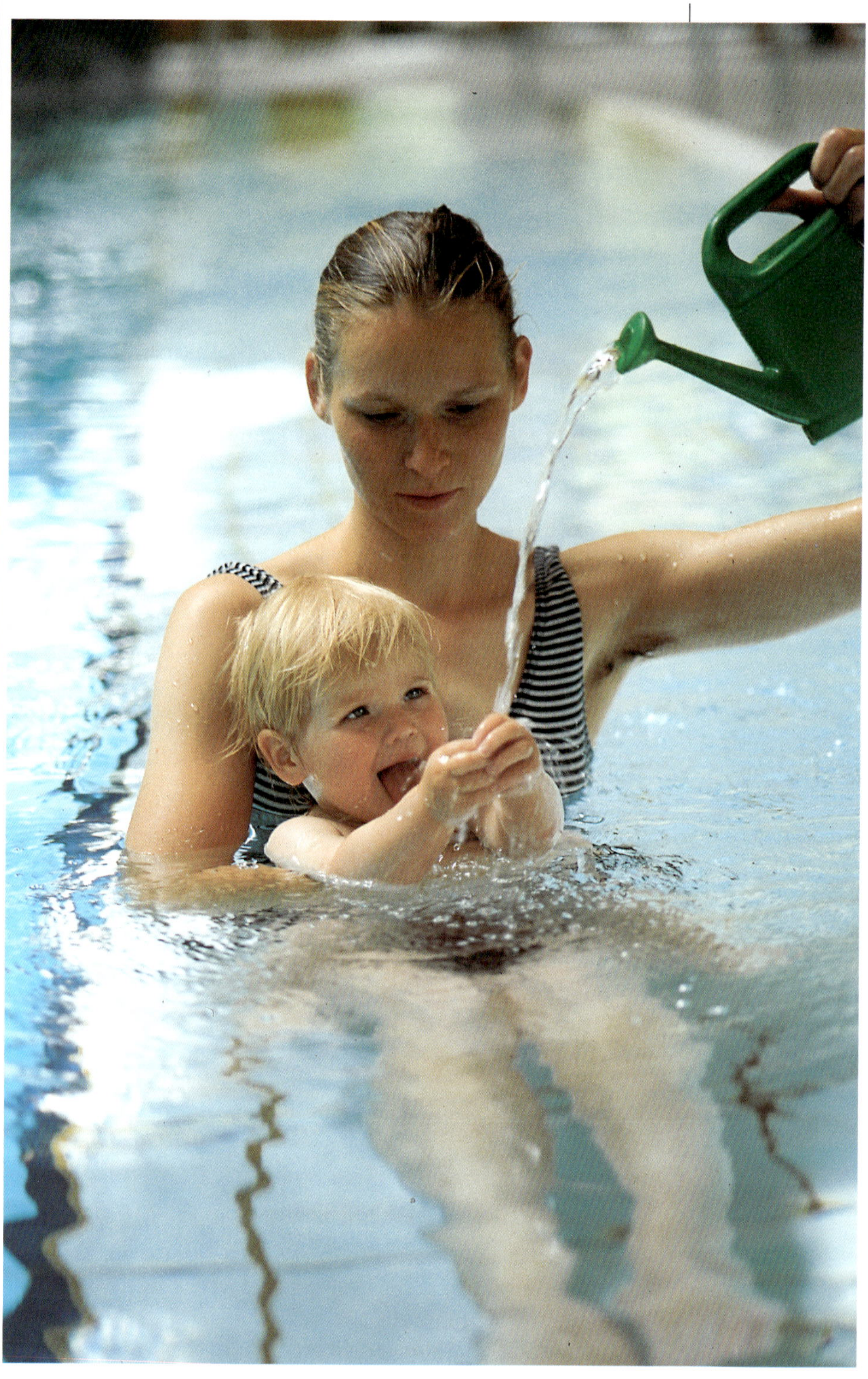

Spielerische Wassergewöhnung

Hat das Kind Spaß an der Sache und das Lernziel ist erreicht, kann der nächste Lernabschnitt erarbeitet werden. Bei jedem Aufenthalt im Wasser sind allerdings Wiederholungen von schon Gelerntem einzuplanen, damit sich eine gewisse Routine einstellen kann. Ein weiterer ganz wesentlicher Aspekt ist die Geduld der Eltern! Sie bewirkt beim Kind, dass es sich verstanden fühlt und dass es nicht überfordert wird. Das Gefühl des Verstandenseins ist die beste Basis zur Leistungsbereitschaft. Und Leistungsbereitschaft wiederum ist die beste Grundlage für optimales Lernen! Besonders bei Leistungsstillstand oder -rückständen ist die Geduld der Eltern wichtig. Wenn Sie Ihr Kind in dieser Situation zusätzlich überfordern, wird es zu keiner Übung mehr bereit sein. Vermitteln Sie Ihrem Kind das Gefühl, dass Sie auf seine Bedürfnisse eingehen und sein Lerntempo berücksichtigen. Nur dann wird für Sie und Ihr Kind der Aufenthalt im Wasser zu einem schönen Erlebnis.

Der Atemschutzreflex

Der Atemschutzreflex ist ein angeborener Reflex, der bewirkt, dass Babys bei Wasserkontakt an den äußeren Atemwegen wie Mund und Nase sofort unbewusst den Mund schließen. So wird verhindert, dass Wasser verschluckt wird, und negative Folgen für die Gesundheit des Kindes können vermieden werden.

Dieser Atemschutzreflex wird von vielen fälschlich als „Tauchreflex" bezeichnet. Deshalb glauben manche Eltern, dass Babys dadurch gefahrlos tauchen können. Dies ist so nicht richtig, denn es kann passieren, dass das Baby Wasser schluckt und dies in die Lunge kommt. Der Reflex bietet den kleinen Kindern auch keinen Schutz vor ganz normalem Verschlucken. Es passiert immer wieder einmal und natürlich auch im Schwimmbad, dass sich das Baby verschluckt. Solange Ihr Kind nicht zuviel Wasser schluckt, ist das nicht schlimm. Klopfen Sie Ihrem Kind ein paarmal liebevoll auf den

Rücken und der kleine Vorfall ist in der Regel schnell vergessen!
Den beschriebenen Reflex kann man nach dem sechsten Lebensmonat des Kindes nicht mehr auslösen.
Bitte glauben Sie nicht, dass Sie durch Tauchübungen den Reflex in das bewusste Lernen einer Atemtechnik Ihres Kindes umwandeln können. Dieses wäre außerordentlich problematisch für Ihr Baby, denn wenn es bei diesen Tauchübungen zu viel Wasser schluckt, kann es zur Wasservergiftung mit Verschiebungen im Elektrolythaushalt kommen – und das ist lebensgefährlich!
Außerdem sollten Sie immer bedenken, dass der Vertrauensanspruch und das Sicherheitsbedürfnis des Kindes an Sie durch missglückte Tauchversuche erschüttert werden könnten. Warten Sie lieber, bis das Kind spielerisch und ohne Angst mit dem Gesicht ins Wasser eintaucht.

Die Entwicklung des Babys im ersten Lebensjahr

Was kann mein Baby schon alles?

Im ersten Lebensjahr findet eine rasante Entwicklung Ihres Kindes statt. Besonders das Wachstum, die Zunahme der Körperlänge, das Körpergewicht, der Kopfumfang und die Veränderung der Körperproportionen entwickeln sich in den ersten Lebensmonaten sehr schnell. Zusätzlich findet die Ausbildung komplexer motorischer, geistiger und sozialer Funktionen statt.

Während das Neugeborene vorwiegend unwillkürlich und reflektorisch reagiert, sind die Bewegungen schon gegen Ende des zweiten Lebensmonats mehr und mehr willkürlich, wenn auch noch ungezielt und sehr grob koordiniert: Das Baby führt Wischbewegungen mit Armen und Beinen sowie Streck-, Beuge- und Spreizbewegungen der Finger durch.

Babys im Alter von acht bis zwölf Wochen zeigen schon Reaktionen auf visuelle und akustische Reize. Ihr Kind nimmt nun Lichtreize wahr und kann Gegenstände innerhalb des Gesichtsfeldes kurz fixieren. Geräusche hingegen können einen Bewegungsstopp bewirken oder bei zu großer Lautstärke auch ein schreckhaftes Zusammenzucken auslösen.

Das Bewegungsverhalten des Babys wird durch den Entwicklungszustand des zentralen und des peripheren Nervensystems bestimmt. Die Bewegungen der Kinder werden in den ersten Wochen noch nicht flüssig ausgeführt, sondern durch einen **hohen Muskeltonus** (Säuglingsrigidität) gebremst.

Im dritten Monat erfolgt als wesentlicher willkürlich gesteuerter Bewegungsvorgang das Anheben des Kopfes aus der Bauchlage heraus.
Weiterhin kommt es in diesem Alter zu ersten deutlich erkennbaren zielgerichteten Bewegungen.
Im dritten Lebensmonat beginnt eine einschneidende Wandlung im Verhalten Ihres Kindes: Die bisher reflektorisch ausgeführten Verhaltensmuster verschwinden, die spontanen Bewegungen wirken flüssiger und besser koordiniert.
Auch das Sozialverhalten des Kindes verändert sich in dieser Zeit: es reagiert auf Lächeln und freundliches Ansprechen wird von ihm durch Vokalisieren beantwortet.
Im zweiten Quartal des ersten Lebensjahres beginnen die Kinder mit den eigenen Fingern zu spielen und rasch nach vorgehaltenen Gegenständen zu greifen. Im vierten Lebensmonat können Babys Schallquellen aus verschiedenen Richtungen „orten". Sie wenden sich den Geräuschen mit Interesse zu.
Bis zum sechsten Lebensmonat nimmt nun die motorische, die sprachliche und die soziale Kompetenz des Babys rasch zu. Die Kontrolle der Kopfhaltung ist im Alter von sechs Monaten perfekt. Auch die Kontrolle der Rumpfhaltung ist nun soweit entwickelt, dass ein erstes Sitzen mit Hilfe von ein paar Kissen im Rücken möglich wird.
Besonders die visuelle und auditive Aufmerksamkeit der Kinder ist hoch; sie verfolgen in diesem Alter alles was sich in ihrem Blickfeld befindet. Sie greifen einhändig sicher nach Spielsachen

Die Welt wird erkundet ...

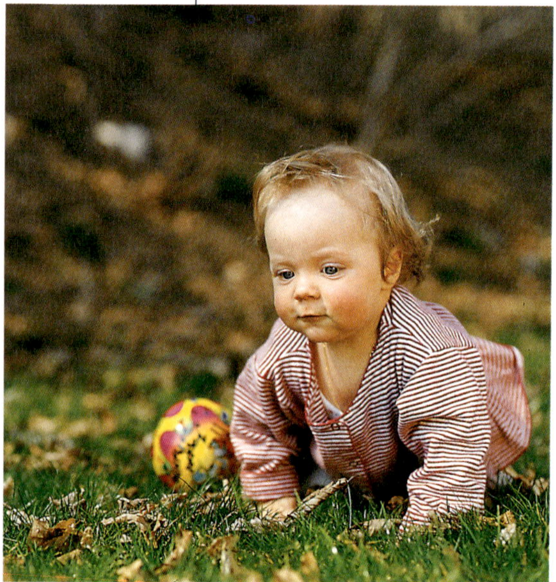

und versuchen diese auch in die andere Hand zu übergeben. Damit beginnt im trockenen und auch im nassen Element ein Spielverhalten, bei dem Gegenstände intensiv mit den Händen, Augen und dem Mund untersucht werden. Im zweiten Lebenshalbjahr lernen die Kinder, ohne Unterstützung zu sitzen und sich aus der Bauchlage durch Kriechen, Robben oder Rollen, später auch durch Krabbeln fortzubewegen. Damit erweitern sich Spielfeld und Spielmöglichkeiten der Kinder wesentlich – und Sie müssen verstärkt aufpassen!

Das kommunikative Verhalten wird nun zunehmend initiativ, das Plappern von Silbenketten und den ersten Doppelsilben (mamam, papap) soll Aufmerksamkeit und Beantwortung durch die Eltern bewirken. Dieses Verhalten ist gegenüber vertrauten Personen deutlich, bei fremden Personen kann es zu einem mehr oder weniger deutlichen „Fremdeln" kommen.
Gegen Ende des ersten Lebensjahres ist das Sprachverständnis so weit entwickelt, dass Kinder auf ihren Namen und auch auf einfache Anweisungen reagieren. Es entsteht eine

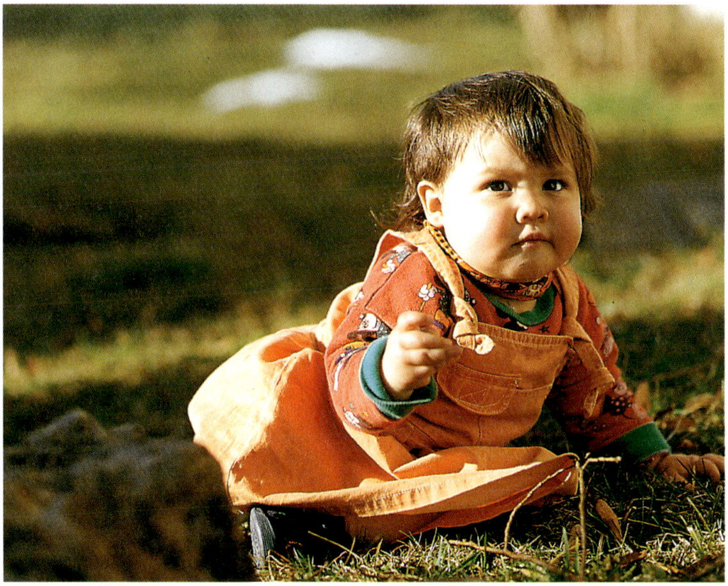

... aber in der Nähe sollte schon jemand sein

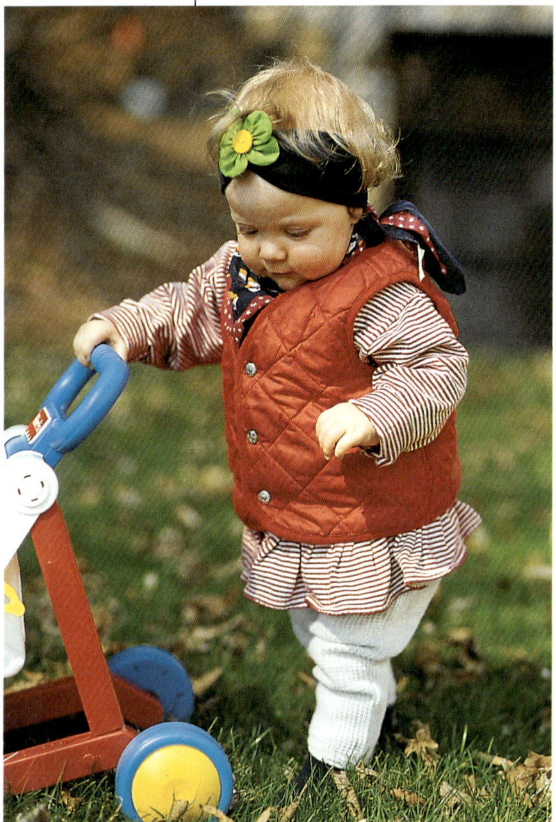

Der Bewegungsraum wird schnell größer

erste „Pseudosprache", die allerdings unverständlich ist. Schließlich erweitern die Kinder in diesem Alter ihren Bewegungsraum beträchtlich.

Liebe Eltern, bedenken Sie bitte bei den beschriebenen Entwicklungsstadien, dass sich jedes Kind individuell entwickelt! Die genannten Entwicklungsschritte sollen nur einen Leitfaden darstellen und können im Einzelfall ganz anders verlaufen als in der Abbildung beschrieben. Sie werden das besonders gut beurteilen können, wenn Ihr Baby schon ein älteres Geschwisterchen hat.

Entwicklung der aufrechten Haltung und der Fortbewegung

8.– 9. Monat:	Baby kann krabbeln!
9.–12. Monat:	Säugling kann sicher sitzen und kriechen!
10.–12. Monat:	Aufstehen aus der Kriechstellung, mit der Hilfe von festen Gegenständen zieht sich der Säugling in den Stand!
13.–15. Monat:	Aufstehen ohne Unterstützung und die ersten Schrittchen mit Hilfe;
2. Lebensjahr:	Kind kann sicher und aufrecht gehen.

Wie entwickeln sich Körper und Geist des Kindes?

Der Verlauf der Gewichtszunahme nach der Geburt wird von den Kinderärzten als wesentlicher Indikator für das körperliche Gedeihen eines Kindes angesehen.
Die Gewichtszunahme im ersten Quartal des ersten Lebensjahres ist mit 25–30 Gramm pro Tag zunächst sehr hoch, nimmt dann in den folgenden Quartalen auf etwa 20, 15 und 10 Gramm pro Tag im letzten Quartal ab.
Genauso wie die Geschwindigkeit der Gewichtszunahme ist die Geschwindigkeit des Längenwachstums in dem ersten Lebensjahr am größten. Ähnlich wie die Rate der Gewichtszunahme flacht die durchschnittliche Wachstumsrate im Verlauf des ersten Lebensjahres ab; von etwa fünf Zentimetern pro Monat im ersten Quartal auf etwa drei Zentimeter pro Monat, zwei Zentimeter pro Monat und nur einen Zentimeter pro Monat in den folgenden Quartalen.

Das physiologische (körperlich-gesunde) Wachstum des Körpers verläuft innerhalb eines individuellen genetischen Rahmens, wobei ein genügendes Nahrungsangebot und eine normale hormonelle Situation Voraussetzung ist.
Die zu erwartende Endgröße des Kindes wird von der Körpergröße der Eltern mitbestimmt.
Charakteristisch ist eine deutliche Verschiebung der Körperproportionen. Besonders der Kopf wächst im ersten Lebensjahr rasch. Bei termingerecht geborenen Kindern beträgt der Kopfumfang etwa 35 Zentimeter, am Ende des ersten Lebensjahres umfasst er etwa 47 Zentimeter, das sind etwa 80 Prozent eines „Erwachsenenkopfes"!
Die Körpergröße im Vergleich dazu entspricht etwa 40 Prozent und das Körpergewicht nur etwa 15 Prozent der Erwachsenenwerte.
Die Zunahme des Kopfumfanges und der Verschluss der kleinen und der großen Fontanelle sind ein guter Indikator für das Wachstum des Gehirns.

Verbindliche Kriterien für die geistige Entwicklung der Kinder anzugeben ist schwieriger. Dies ist nicht nur durch die relativ großen Entwicklungsunterschiede der Kinder problematisch, sondern auch weil es nicht einfach ist, allgemeingültige Kriterien für die intellektuelle, sprachliche und soziale Entwicklung zu definieren. Beachtet werden muss, dass konstitutionelle, kulturelle und familiäre Faktoren sowohl die Geschwindigkeit der Entwicklung bestimmter Fähigkeiten der Kinder als auch die zeitliche Reihenfolge der Entwicklungsfortschritte beeinflussen.
Zur groben Orientierung kann das Beobachten des spontanen Verhaltens der Kinder während verschiedener Spielsituationen eine erste Auskunft über die Fähigkeiten der Kinder geben. In der Regel lässt sich damit klären, ob sogenannte „Meilensteine" der Entwicklung wie das freie Gehen oder der sinngemäße Gebrauch von Worten in einem bestimmten Lebensalter erreicht werden oder nicht.

Ab welchem Alter ist das Babyschwimmen sinnvoll?

Die Ratschläge für den richtigen Zeitpunkt zum Beginn des Babyschwimmens sind in der Literatur recht unterschiedlich. Es gibt Babyschwimmkurse mit nur sechs Wochen alten Säuglingen, andererseits gibt es viele Empfehlungen erst im vierten oder fünften Lebensmonat des Kindes zu beginnen. Einig sind sich die Fachleute jedoch, dass der Beginn des Babyschwimmens gegen Ende des ersten Lebensjahres viel zu spät ist (Ahr 1993, Graumann 1996, Zeiß 1994).
Gegen Ende des ersten Monats ist die Nabelwunde am Bauch des Babys verheilt. Vor diesem Zeitpunkt sollte aus Vorsicht vor einer Nabelinfektion auf keinen Fall schwimmen gegangen werden!
Im zweiten Monat beginnt sich das Kind mit erster Mimik auszudrücken und reagiert auf akustische Reize durch vermehrte Bewegun-

gen oder Versuche den Kopf zu drehen. Zu diesem Entwicklungszeitpunkt sollte auf jeden Fall mit dem Kind zu Hause in der kleinen Babybadewanne eine erste Wassergewöhnung erfolgen. In bekannter, ruhiger und behaglich warmer Atmosphäre kann eine erste Vorbereitung auf das Babyschwimmen erfolgen.
Im dritten Lebensmonat kann das Kind seinen Kopf in der Bauchlage einige Sekunden nach dem Anheben hochhalten. Wenn Ihr Kind diese Kopfkontrolle beherrscht, darf es mit einem Elternteil zu Hause auch schon einmal in die große Badewanne – hier kann dann etwas intensiver geplanscht werden.
Im vierten Monat kann das Baby Gegenstände aus größerer Entfernung erkennen. Es greift nach Spielzeug und es reagiert auf Sinnesreize aus seiner Umwelt, meistens mit gesteigerten Gesamtkörperbewegungen. Das ist der ideale Zeitpunkt für den Beginn des Babyschwimmens. Das Baby erschreckt nicht mehr so heftig, wenn es ungewohnte Geräusche wahrnimmt, und das Vertrauensverhältnis von Eltern und Kind hat sich so gefestigt, dass das Baby für einen ersten gemeinsamen Schwimmbadbesuch in unbekannter Umgebung gerüstet ist.
In der Praxis ist der richtige Zeitpunkt aber auch von einigen äußeren und inneren Bedingungen abhängig. Dazu gehören neben der **richtigen Temperatur** eine **spielgerechte Umgebung** und vor allem ein **geräuscharmes Umfeld** – schauen Sie sich also „Ihr" Schwimmbad genau an. Denken Sie auch daran, den Besichtigungszeitpunkt so zu legen, dass er mit dem der späteren Babyschwimmstunde in etwa übereinstimmt, denn zu unterschiedlichen Tageszeiten ist in den Hallenbädern auch unterschiedlich viel Betrieb.
Neben diesen äußeren Bedingungen sind auch die individuellen Entwicklungsvoraussetzungen wichtig. Ein wesentlicher Faktor zum Beispiel ist die termingerechte Entbindung! Falls Sie mit Frühgeborenen zum Babyschwimmen gehen

wollen, bedenken Sie, dass Ihr Kind viele Entwicklungsschritte in einer kürzeren Zeit erlernen und aufholen muss als andere Kinder und das frühgeborene Baby ein bisschen mehr Zeit benötigt. Sie können außerdem sehr schreckhaft auf laute Geräusche reagieren, haben häufig auch noch ein stärkeres Bedürfnis nach Ruhe, Wärme und Geborgenheit. Nehmen Sie sich für ein frühgeborenes Kind viel Zeit für die vorbereitenden Übungen in der Badewanne und beobachten Sie das Verhalten und die motorische Entwicklung Ihres Kindes genau, bevor Sie zum Babyschwimmen gehen!

Wenn Sie gegen Ende des dritten Lebensmonats mit Ihrem Kind das Babyschwimmen beginnen, seien Sie geduldig. Mit Geduld werden Sie sicher Erfolg haben und die gemeinsame Zeit im Wasser genießen. Die in diesem Buch vorgeschlagenen Übungen sind für Babys ab der zwölften Lebenswoche gedacht.

Ratschläge für „Winter-" und „Sommerkinder"

Kinder, die in den Winter- und in den frühen Frühlingsmonaten geboren werden, haben den Vorteil, dass sie mit drei bzw. vier Monaten in einer warmen Jahreszeit das richtige Alter für den ersten Schwimmbadbesuch haben.

Bei frühsommergeborenen Kindern kann man bei warmen Außentemperaturen im Herbst auch schon einmal gegen Anfang des dritten Lebensmonats zum Schwimmen gehen.

Bei Kindern, die im Herbst und gegen Ende eines Kalenderjahres geboren werden, fällt der erste Schwimmbadbesuch leider in die kalte Jahreszeit. Denken Sie an die Erkältungsgefahr für den Säugling beim Verlassen des Schwimmbads.

Unser Tipp:

Beginnen Sie mit dem Babyschwimmen bevorzugt in den wärmeren Monaten, damit Sie und Ihr Baby gesund bleiben!

Organisatorische Voraussetzungen für das Babyschwimmen

Vor dem ersten Schwimmbadbesuch steht die Badewanne

In der Badewanne zu Hause können Sie Ihr Kind hervorragend an das Wasser gewöhnen. Wenn die Nabelwunde verheilt ist (also nach etwa 4 Wochen) und keine gesundheitlichen Störungen vorliegen, darf das Baby in die Kinderbadewanne.

Die meisten Kinder empfinden das wohltemperierte Badewasser als äußerst angenehm – es erinnert an die vorgeburtliche Zeit im Mutterleib.

Kaufen Sie ein Badethermometer, damit Sie die Wassertemperatur – auch während Ihr Kind in der Wanne liegt – genau kontrollieren können. Die Wassertemperatur für die ersten Bäder sollte bei 37 Grad liegen, alles andere ist zu warm oder zu kalt. Gewöhnen Sie Ihr Kind ganz langsam an die Temperaturen, die später im Schwimmbad herrschen.

Bedenken Sie, dass Ihr Kind noch kein ausreichend dickes Unterhautfettgewebe hat und deshalb leicht auskühlen kann: Der Kältereiz ist für Ihr Kind eine unangenehme Erfahrung, die Sie ihm ersparen sollten!

Kontrollieren Sie deshalb zwischenzeitlich, wenn das Baby in der Badewanne liegt, immer wieder die Temperatur und gießen Sie

Unser Tipp:

Bereiten Sie das Bad zu Hause folgendermaßen vor:

- **Babywanne und ein Thermometer für das Badewasser erwerben!**
- **Badezimmer ausreichend heizen!**
- **Bitte in der nächsten Stunde keine Störung!**

eventuell vorsichtig etwas warmes Wasser nach. Warten Sie auf keinen Fall so lange, bis Ihr Baby friert! Heizen Sie den Raum, in dem das Baby gebadet werden soll, auf 36–38 Grad auf. Achten Sie ständig darauf, dass in der nächsten Zeit niemand stören kann. Delegieren Sie zum Beispiel Anrufe oder ignorieren Sie sie. Gerade laute Unterbrechungen würden das Baby erschrecken. Üben Sie auch schon einmal die sichere Handhaltung Ihres Kindes in der Badewanne. Mit Hilfe des Badewannengriffs (siehe Seite 72) lässt sich das Baby sicher in der Badewanne festhalten. Mit Ihrer freien Hand können Sie Ihrem Kind zwischenzeitlich zärtlich über den Rücken streicheln. Wichtig ist, dass der Körper des Kindes mit Armen, Beinen, Rücken und Po im Wasser liegt und nicht an der Wasseroberfläche auskühlt!

Vorsicht beim Kopf- und Haarewaschen! Lassen Sie niemals Wasser unvorbereitet über Stirn und Gesicht des Kindes laufen. Legen Sie das kleine Köpfchen sanft auf Ihren Unterarm, nehmen Sie dann einen Waschlappen und reiben Sie den Hinterkopf, die Haare und das Gesicht sanft mit dem nassen Waschlappen ab.

Reden Sie mit dem Baby während des Badens zu Hause und versuchen Sie auch später im Schwimmbad dem Baby durch Ihre Stimme Ihre ständige Anwesenheit bewusst werden zu lassen.

Nachdem Ihr Kind ein paar Mal gebadet hat, sollten Sie im Hinblick auf den Schwimmbadbesuch die Badewannentemperatur langsam senken. Gießen Sie hierfür zunächst so warmes Wasser wie immer in die Wanne. Um das Baby an kühlere Wassertemperaturen zu gewöhnen, sollten Sie gegen Ende des Badens nach acht bis zehn Minuten einen Waschlappen in etwas kühleres Wasser tauchen (34 Grad) und die Beinchen und Ärmchen des Babys behutsam damit abreiben.

Senken Sie bei den nächsten Malen die Badewassertemperatur um je ein Grad und versuchen Sie jeweils

den Trick mit dem etwas kühleren Waschlappen. So können Sie über einen Zeitraum von vier bis sechs Wochen (während des zweiten und dritten Lebensmonats des Kindes) das Baby ganz langsam auf das Schwimmbad vorbereiten. Vor dem Badbesuch sollte das Baby an Temperaturen von 32–33 Grad gewohnt sein.
Ist Ihr Kind etwa zehn Wochen alt, wird die Babybadewanne langsam zu eng. Hinzu kommt, dass Kinder jetzt auch etwas lebhafter werden und die Umgebung der kleinen Kinderbadewanne nach dem Bad nicht selten nass ist. Nehmen Sie Ihr Baby also einfach mit in die große Badewanne. Gemeinsam planschen und spielen mit Vater oder Mutter macht doch den meisten Spaß!
Halten Sie Ihr Kind in der großen Wanne eng am Körper, damit es sich sicher und geborgen fühlt – am besten sitzt das Baby auf Ihrem Schoß.
Ein kleiner bunter Ball oder eine kleine wasserfeste Tierfigur ist in der Wanne unverzichtbar! Nehmen Sie beispielsweise eine kleine Ente, lassen Sie sie einmal um Ihr Kind herumschwimmen, anschließend einmal die Arme hinaufwatscheln – und schließlich kann die Ente abtauchen und plötzlich wieder neben dem Baby auftauchen.
Spielen im Wasser ist wichtig, da das Baby so seinen Aktions- und Bewegungsraum erweitert. Spielsachen lenken das Baby ab, wenn es einmal unangenehm spritzt, außerdem soll das Spielzeug ja später auch mit ins Schwimmbad.
Versuchen Sie mit der Handdusche und kleinen Spritzern das Baby zum Spielen zu motivieren; wohlig warmes Wasser aktiviert Ihr Kind.

Unser Tipp:

Wenn Sie Ihr Baby in der ersten Hälfte des ersten Lebensjahres mit in die Wanne nehmen, kann es noch nicht sitzen. Bedenken Sie das. Lassen Sie sich das Baby in die Wanne reichen, wenn die Badewassertemperatur ideal ist. Nach dem Bad sollte dieser Helfer das Baby annehmen und zügig abtrocknen.

Eine kleine Massage mit einem weichen Schwamm und warmem Wasser ist für das Baby sehr angenehm. Auch für die Väter ist das Bad mit dem Nachwuchs ein Erlebnis! Viele Hautkontakte und Streicheleinheiten führen zu einer intensiven und liebevollen Vater-Kind-Beziehung.

Noch ein Tipp zur Häufigkeit des Badens: Sprechen Sie mit Ihrem Hausarzt über den Hauttyp Ihres Kindes. Immer mehr Kinder leiden schon in den ersten Lebenswochen an umweltbedingten allergischen Reaktionen. Baden Sie Ihr Baby deshalb nicht jeden Tag – besonders dann, wenn es eine empfindliche Haut hat. Benutzen Sie ausschließlich hautfreundliche und spezielle Babypflegeprodukte, damit die empfindliche Haut des Babys nicht austrocknet. Meiden Sie oder verwenden Sie nur sehr sparsam seifenhaltige Produkte im Badewasser, denn Babys trinken schon einmal einen Schluck davon. Bedenken Sie auch, dass Seife in den Augen und den oberen Luftwegen unangenehm brennen kann.

Vorab ein ärztlicher Check

Voraussetzung für den ersten Schwimmbadbesuch ist der Gesundheitscheck beim Kinderarzt. Damit das Baby den Aufenthalt im Wasser genießen kann, sollten Sie Folgendes berücksichtigen:

- Akute Erkrankungen sollten vor dem Schwimmbadbesuch ausgeschlossen werden. Der Arzt kontrolliert zu diesem Zweck vor allem die Ohren, Nase und Mund. Beginnende Erkältungen können durch das Schwimmen verschlimmert werden und die Entwicklung des Kindes ungünstig beeinflussen. Auch nach sonstigen Erkrankungen, besonders die der Harnwege und Nieren, Pilzinfektionen und anderen Infekten wird der Kinderarzt das Baby untersuchen – diese Erkrankungen schließen den Besuch des Schwimmbades aus.
- Vermeiden Sie in der Woche des ersten Schwimmbadbesuches Impftermine! Impfungen stellen für den kleinen Körper eine Belastung dar und diese sollte nicht durch eine sportliche

Anstrengung unnötig erhöht werden. Lassen Sie deshalb nach Impfungen den Schwimmbadbesuch für ein paar Tage ausfallen!

- Informieren Sie sich über den Hauttyp Ihres Kindes: Bedarf die zarte und möglicherweise empfindliche Babyhaut nach dem Schwimmen einer besonderen Pflege?

Die regelmäßigen Kinderuntersuchungen während der ersten sechs Lebensjahre (U1–10) bieten sich an, mit dem Arzt über eine Teilnahme des Kindes am Schwimmen zu sprechen. Erkrankungen, die den Schwimmbadbesuch bis zur völligen Genesung des Kindes ausschließen, sind:

- ansteckende Kindererkrankungen,
- Fieber,
- Entzündungen von Augen, Ohren, Nasen-Nebenhöhlen (Erkältungen),
- Magen-Darm-Infektionen und Durchfall,
- ansteckende Hauterkrankungen,
- nach Impfungen.

Ursachen, die einen Babyschwimmtag ungünstig beeinflussen, aber den Schwimmbadbesuch nicht verbieten, sind beispielsweise:

- Schmerzen und Komplikationen beim Zahndurchbruch,
- wenn das Baby einmal sehr schlecht geschlafen hat,
- wenn das Baby sich nicht wohl fühlt,
- Erkrankungen von Vater und Mutter.

Gibt es babygerechte Schwimmbäder?

Nicht jedes Schwimmbad ist in gleicher Weise für das Babyschwimmen geeignet. Das Baby sollte sich während des Wasseraufenthaltes wohl fühlen, deshalb sollten Sie die in Frage kommenden Schwimmbäder vorab genau auf bestimmte Kriterien prüfen:

- Das Becken sollte gut beleuchtet sein, da dies für die noch schlechte Sehfähigkeit des Kindes wichtig ist. Kontraste und Farben sind in hellen Räumen besser wahrzunehmen.

- Achten Sie darauf, dass Luft- und Wassertemperatur stimmen. Eine wohlige Wärme sollte schon im Umkleidebereich, in der Duschzone und auch am Beckenrand herrschen.
- Hilfreich sind Wickelplätze mit einer weichen Auflage und reichlich Platz zum An- und Auskleiden.
- Ruhe ist eine der wichtigsten Voraussetzungen für ein erfolgreiches Babyschwimmen. Lärm lenkt Ihr Kind ab, überfordert es und schreckt es möglicherweise sogar nachhaltig ab.
- Die Hygiene im Schwimmbad muss stimmen. Informieren Sie sich beim Bademeister über die Wasserqualität und die regelmäßige Kontrolle.
- Denken Sie auch an sich! Suchen Sie sich ein Schwimmbad aus mit mindestens 1,30 Meter Beckenbodentiefe, denn nur hier lässt sich das Baby bequem und rückenschonend für Sie durch das Wasser tragen.

Pausen sind wichtig für die kleinen Schwimmer

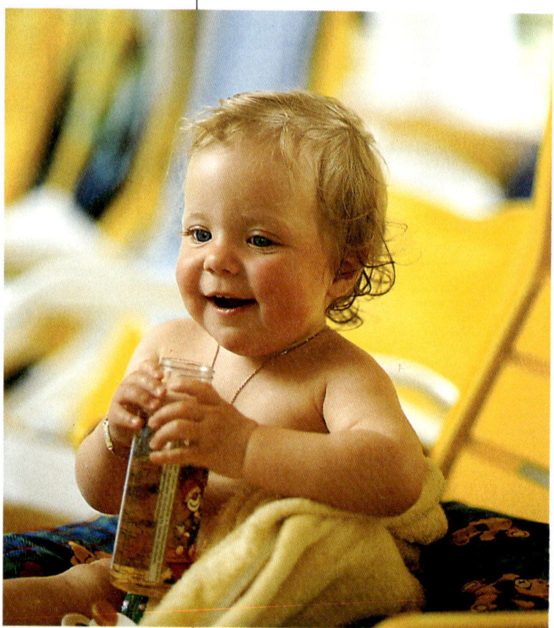

Ein Anruf im Schwimmbad lohnt sich!

Wichtiges lässt sich auch telefonisch klären:

- Erfragen Sie die Zeiten im Schwimmbad, an denen nicht so viel Betrieb ist. Sind zum Beispiel Schulklassen im Bad, geht es meistens recht turbulent zu!
- Die Wassertemperatur der Lehr- oder Nichtschwimmerbecken ist manchmal unterschiedlich. Viele Bäder haben Warmbadetage – planen Sie Ihren Schwimmbadbesuch an diesem Tag ein.

- Fragen Sie, ob überhaupt ein stehtiefes Becken zur Verfügung steht.
- Gibt es im Bad Schwimmhilfen (Bretter, Badeinseln, Schwimmsprossen und Schwimmgürtel) und Spielmöglichkeiten? Für Kinder ab dem sechsten Lebensmonat ist dies wichtig.
- Informieren Sie sich, ob es Wickelmöglichkeiten gibt und wie die aussehen. Möglicherweise lösen Ihre Fragen ja auch Handlungsbedarf aus.
- Vergessen Sie die Frage nach Parkmöglichkeiten in unmittelbarer Nähe des Schwimmbades nicht. Wenn Sie sehen, was Sie alles zum Schwimmen mitnehmen müssen, werden Sie für kurze Wege sehr dankbar sein.

Eine Liste für den ersten Schwimmbadbesuch

Der erste Schwimmbadbesuch ist für alle Beteiligten aufregend. Nicht selten wird deshalb etwas Wichtiges vergessen. Hier hilft eine Liste zum Abhaken.

Vor dem Schwimmen benötigen Sie für das Baby

- im Schwimmbad eine Babytrage oder -tasche,
- ein Badehandtuch als Wickelunterlage,
- einen Bademantel für den Weg zur Dusche und zum Becken,
- Frottee- oder Badehose,
- Spielsachen (Lieblingsball und -ente),
- Pflegemittel für die Dusche,
- einen Waschlappen.

Und nach dem Bad brauchen Sie

- eine spezielle Hautpflege,
- Zellstofftücher zum Abtrocknen der Finger- und Zehenzwischenräume sowie der Ohren,
- einen Fön,
- eine Windel plus Ersatzwindel,
- einen Satz Kleidung,
- Nahrung und volles Trinkfläschchen (Schwimmen macht hungrig und durstig!).

Unser Tipp:

Gehen Sie erst schwimmen, wenn die letzte Mahlzeit des Babys mindestens eine Stunde zurückliegt!

Typische Fehler und Probleme beim Babyschwimmen

Was tun, wenn Ihr Baby schreit?

Es ist für viele Eltern in den ersten Momenten zwar enttäuschend, wenn das Baby bei den ersten Schwimmbadbesuchen viel schreit, aber lassen Sie sich nicht aus der Ruhe bringen! Versuchen Sie lieber herauszufinden, warum es Ihrem Kind missfällt.

Damit sich Ihr Kind beruhigt, sollten Sie sich mit ihm zunächst an den Schwimmbeckenrand setzen. Spielen Sie mit Ihrem Baby und überlegen Sie in Ruhe, was ihm nicht passen könnte:

- Ist es vielleicht doch noch nicht so wassergewöhnt, wie es sein sollte? Haben Sie zu wenig Zeit gefunden mit dem Baby zu Hause in der Badewanne zu üben und es auf die kühleren Temperaturen im Schwimmbad vorzubereiten? Dann beenden Sie Ihren Schwimmbadbesuch für heute und bereiten Sie sich in Ruhe noch einmal auf das Schwimmen vor.
- Auch Geräusche spielen für Kinder eine große Rolle. Wenn es bei Ihnen zu Hause sehr ruhig ist, kann es sein, dass Ihr Baby die Schwimmbadatmosphäre und die laute Umgebung als ungewohnt und beängstigend empfindet. Reden Sie beruhigend mit Ihrem Baby, vermitteln Sie ihm das Gefühl Ihrer Nähe und der Sicherheit. Wenn sich Ihr Kind nicht beruhigen lässt, sprechen Sie mit dem Bademeister und fragen Sie ihn nach ruhigeren Zeiten.
- Oft schreien die Kinder auf dem Weg ins Wasser oder im Becken, weil sie auf dem Weg von der warmen Dusche ins Becken auskühlen und anfangen zu frieren.

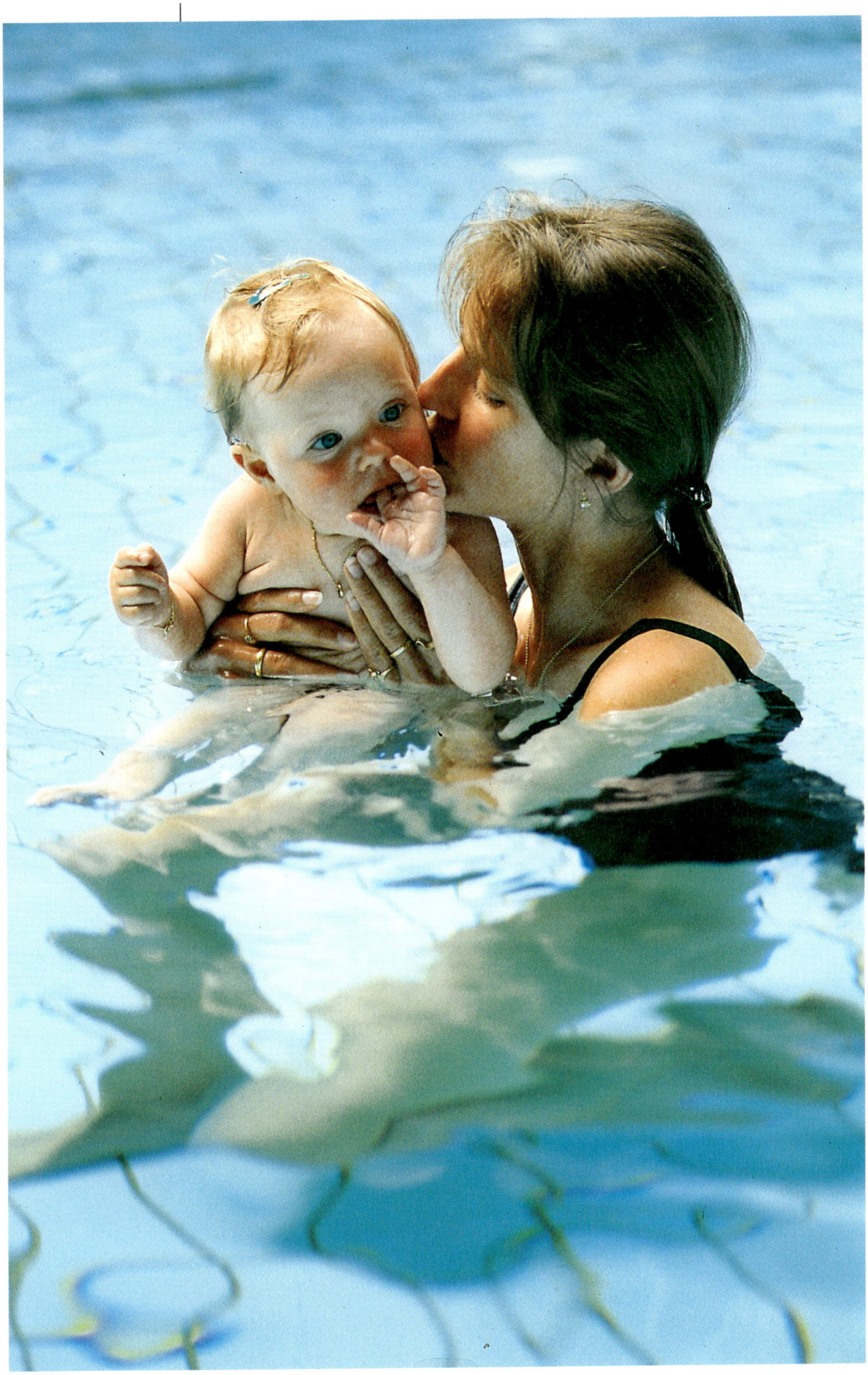

Zahnende Babys brauchen besonders viel Zuwendung

- Auch der Weg ins Wasser ist für Babys manchmal problematisch. Lassen Sie deshalb Ihrem Kind ausreichend Zeit sich an das nasse Element zu gewöhnen. Beruhigen Sie es während des Einstiegs mit liebevollen Worten und legen Sie es nicht direkt brust- oder halstief ins Wasser. Drücken Sie Ihr Baby eng an Ihren Körper und vermitteln Sie ihm so Sicherheit und Geborgenheit. Optimal ist es natürlich, wenn Sie Ihr Kind mit einem bunten Ball oder kleinen Spielen so ablenken können, dass Ängstlichkeit oder Unsicherheit gar nicht erst aufkommt.
- Fühlen sich die Eltern nicht wohl oder sogar unsicher im Wasser, können sie diese Unsicherheit leicht auf das Baby übertragen und der erste gemeinsame Schwimmbadaufenthalt endet möglicherweise in einem Fiasko. Nehmen Sie sich doch einen anderen Erwachsenen mit ins Schwimmbad! Kann der Vater aus zeitlichen Gründen nicht, helfen die stolzen Großeltern erfahrungsgemäß gerne aus.

Geduld und keine Überforderung

Die Geduld der Eltern ist für das Kind die wichtigste Voraussetzung zum Babyschwimmen, da Sie ihm so das Gefühl des Verstandenwerdens vermitteln. Setzen Sie sich und Ihr Kind nicht unter Leistungsdruck, indem Sie versuchen die Übungen nacheinander „durchzuziehen". Legen Sie Spielpausen ein, reagieren Sie flexibel auf sich ändernde Situationen (wandeln Sie zum Beispiel die Übungen ab) und planen Sie jederzeit Rückschritte ein.

Nicht immer kann in einer neuen Stunde auf dem vorher Geübten aufgebaut werden: Das Baby vergisst vieles wieder; frischen Sie deshalb vor Beginn einer jeden Stunde einige Übungen der Vorwoche auf. Wiederholen Sie mit Ihrem Baby, was ihm am meisten Spaß und Freude bereitet hat.

Bedenken Sie hier auch immer wieder die Zielsetzung des Babyschwimmens: Im Vordergrund sollte der Spaß und die Freude am

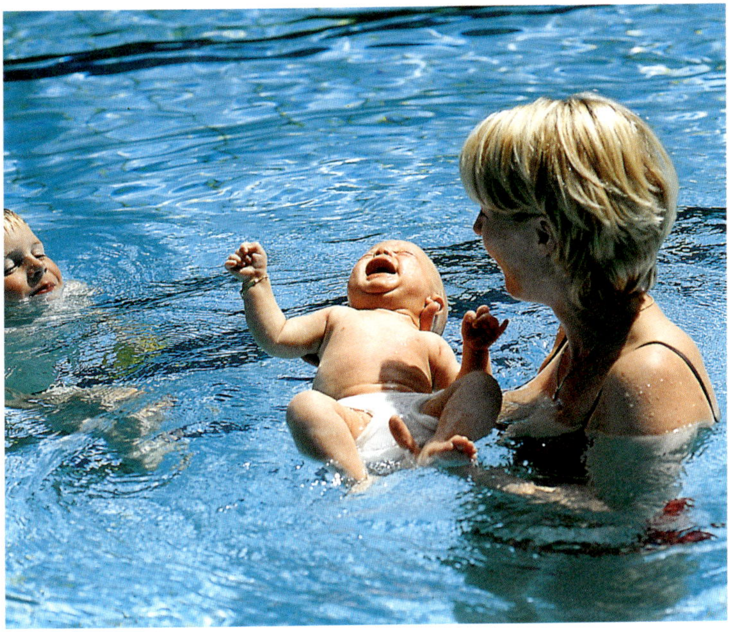

Manchmal ist es besser, die Schwimmstunde abzubrechen

und im Wasser stehen, das Spielen, der Körperkontakt und die liebevolle Kommunikation mit den Eltern!

Heute habe ich aber keine Lust!

An manchen Tagen macht einfach nichts Spaß, das gilt auch für Babys! Die Ursachen können sehr vielfältig sein:

- Ihr Kind zahnt und hat Schmerzen (vor allem bei Babys um den sechsten Lebensmonat).
- Die Wassertemperatur weicht von der gewohnten ab.
- Das auffordernde bunte Spielzeug auf der Wasseroberfläche fehlt oder Sie haben anderes (falsches!) mitgenommen.
- Es ist mehr Betrieb im Bad als sonst (ungewohnt und störend für das Baby).
- Das Baby hat einfach keine Lust und fühlt sich nicht so wohl wie sonst.

In all diesen Fällen ist es sehr wichtig, dass Sie auf Ihr Baby eingehen und den Schwimmbadbesuch vorzeitig beenden.

Das Fremdeln beim Babyschwimmen

Besonders im zweiten Lebenshalbjahr, wenn das Kind anfängt zu kriechen und zu krabbeln, werden Spielfeld und Spielmöglichkeiten größer – jetzt ist auch das Schwimmbad mit seinen besonderen Spielgeräten sehr interessant. Das Baby wird immer kommunikativer und zunehmend initiativ: Es will in seiner vertrauten Umgebung Aufmerksamkeit erregen. Bei fremden Personen allerdings kann jetzt das „Fremdeln“ mehr oder weniger stark ausgeprägt auftreten. Dieses Verhalten ist um den neunten Lebensmonat ganz typisch und für die weitere Entwicklung des Kindes wichtig. Reagieren Sie mit Verständnis und geben Sie Ihr Baby zu diesem Zeitpunkt möglichst nicht in fremde Hände.

Pädagogische Tipps für die Eltern

Schon vom ersten Lebenstag an nehmen Kinder ihre Umwelt wahr. Dabei fühlen sie, ob sie liebevoll und zärtlich behandelt werden oder grob und verständnislos.
Die ersten Erfahrungen im Babyalter können für das gesamte Leben entscheidend sein. Unerfreuliche Erlebnisse werden in der Regel zwar vordergründig vergessen, können aber im Unterbewusstsein gespeichert werden. Sind die unangenehmen Erfahrungen in der frühen Kindheit häufig und nachhaltig gewesen, können hier die Ursachen für Ängste im Jugend- und Erwachsenenalter liegen.
Verläuft die Entwicklung des Kindes hingegen angenehm und liebevoll, wird die Grundlage für eine positive Einstellung zum Leben gelegt.
Wecken Sie die Neugierde des Kindes und motivieren und unterstützen Sie seine Versuche, die Umwelt zu erobern. Erwarten Sie keine Leistung, sondern stellen Sie die Leistungsansprüche

in Frage, damit das Kind die Möglichkeit hat Sie zu überzeugen, dass es doch schon die entwicklungs- und altersgemäßen Lernziele beherrscht.

Unterstützen Sie die von Ihnen gewünschte Leistung, beispielsweise zu einem Ball zu schwimmen, mit den Worten: „Schaffst Du es schon zum Ball zu paddeln?“ „Das ist eine sehr schwere Aufgabe, das schafft nicht jedes Kind …“. Mit Ihren Worten geben Sie Ihrem Kind zu verstehen, dass Sie die Bewältigung der Aufgabe nicht unbedingt erwarten. Sollte das Kind trotzdem den Ball erreichen, ist es eine herausragende Leistung, die ein besonderes Lob verdient. Versuchen Sie das Lernen Ihres Kindes spielerisch zu gestalten, dann lernt es auch spielend. Die Unbefangenheit des Kindes ist die beste Voraussetzung dafür. Außerdem nehmen Sie ihm die Angst vor einer gestellten Aufgabe, wenn Sie es auch bei einem Misserfolg nicht tadeln!

Für Kinder bis sechs Monate, deren Sprachverständnis noch nicht ausgeprägt ist, ist die Körpersprache der wichtigste Verstärker nach einer erbrachten Leistung. Durch eine ausgeprägte Mimik (Lächeln) können Sie Ihrem Kind Ihre positive Reaktion vermitteln. Manchmal reichen schon Laute aus, um Ihre Zuneigung zu zeigen. Auch ein deutliches Kopfnicken der Mutter oder des Vaters beweist dem Kind, dass es etwas gut gemacht hat.

Ihre deutlich sichtbare und deutlich spürbare Zuneigung Ihrem Kind gegenüber ist der „Schlüssel“ zu Motivation und Leistungsbereitschaft auch für das Babyschwimmen!

Unser Tipp:

Überfordern Sie Ihr Baby nicht und wählen Sie die Lernziele so, dass sie auch erreichbar sind. Man lernt vom Leichten zum Schweren, vom Einfachen zum Komplizierten – das ist auch bei uns Erwachsenen so. Sind die gestellten Aufgaben altersgemäß und nicht zu schwierig, wirkt sich der Erfolg auch positiv auf die Motivation des Kindes aus. Geizen Sie nicht mit Lob!

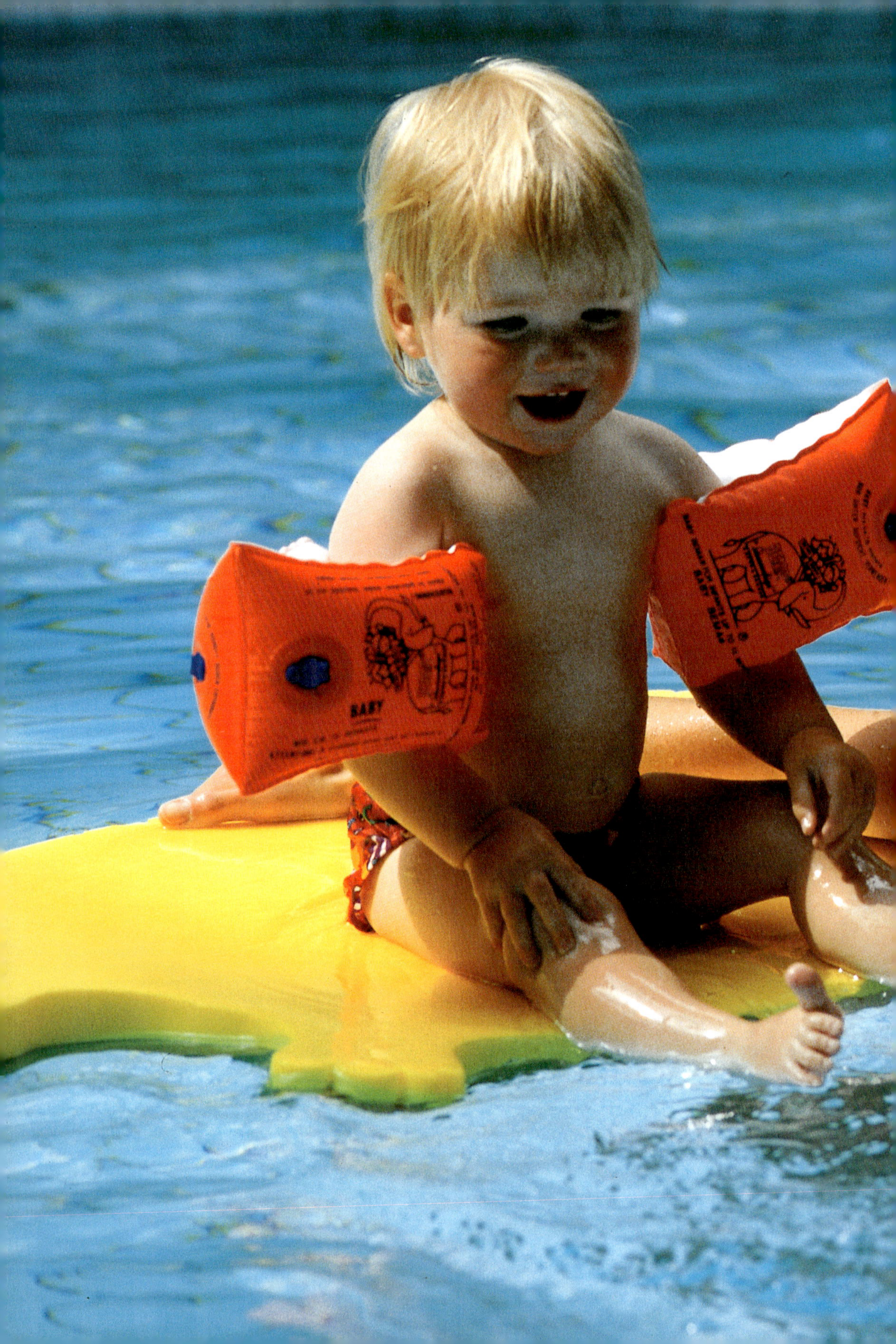
BABY

Praxis des Babyschwimmens

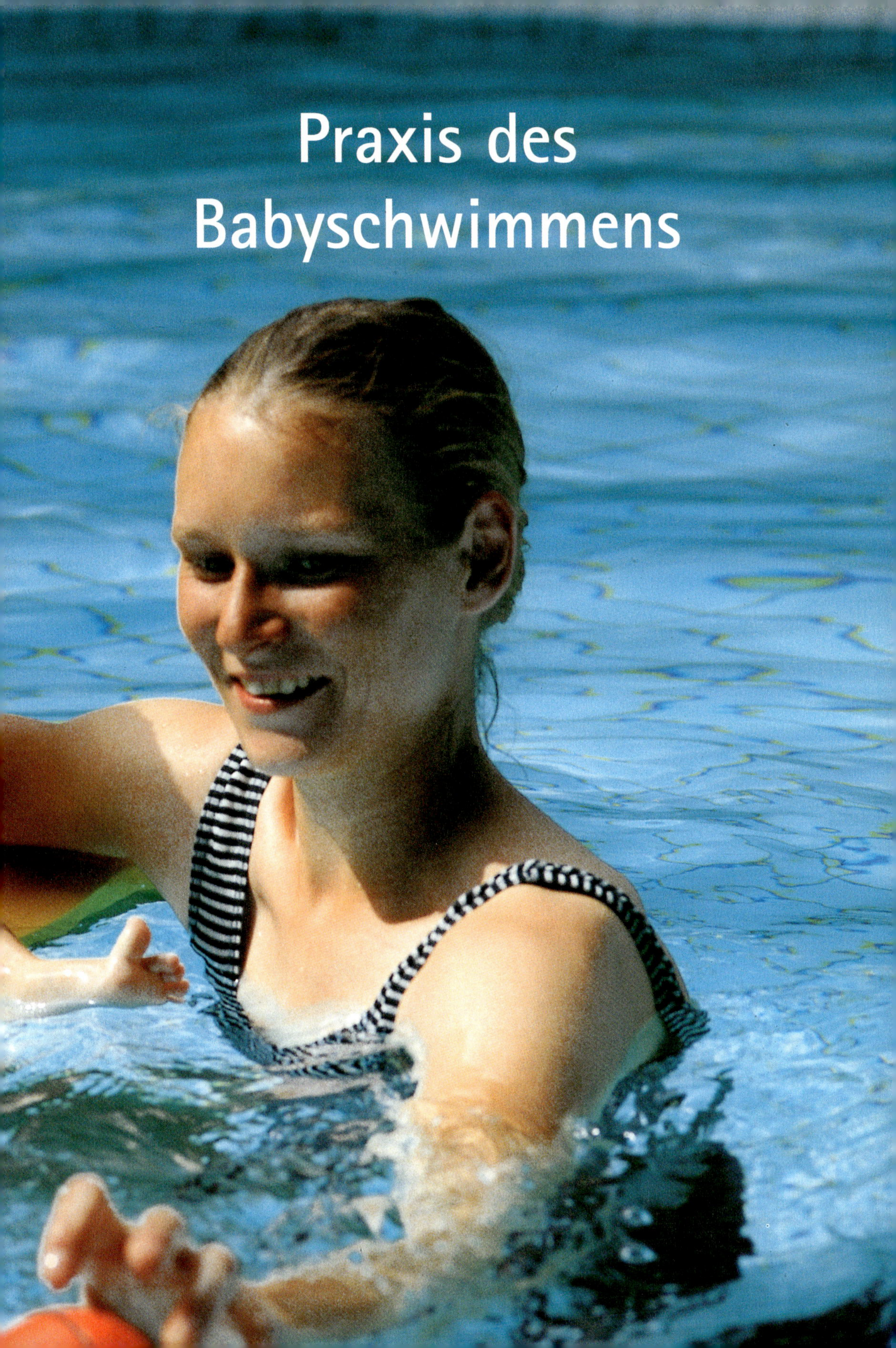

Die erste „Stunde" Eltern-Kind-Schwimmen

Hinweise bevor es ins Wasser geht

Für das Baby ist es besonders in der ersten „Schwimmstunde" wichtig, dass es durch seine Eltern eine geborgene Atmosphäre vermittelt bekommt. Nehmen Sie sich deshalb ausreichend Zeit für den Aufenthalt im Schwimmbad, damit Sie den Stress und die Hektik aus dem Alltag nicht ins Schwimmbad mitnehmen und dort auf Ihr Kind übertragen. Nachdem Sie selbst Badebekleidung angelegt haben, ziehen Sie Ihr Kind auf einer weichen Wickelunterlage im Schwimmbad aus. Bereiten Sie dabei Ihr Kind mit liebevollen Worten auf den Aufenthalt im Wasser vor. Ziehen Sie Ihrem Kind keine Windel im Wasser an, sondern eine kleine Baumwoll-, Frottee- oder Badehose.

Wie vermitteln Eltern Geborgenheit im Wasser?

In der zunächst noch unbekannten Umgebung des Schwimmbades ist das wesentlichste Ziel dem Baby über liebevolle Zuneigung das Gefühl der Sicherheit und der Geborgenheit zu geben. Am leichtesten ist dieses über einen engen Körperkontakt mit der Mutter oder dem Vater zu erreichen. Das Baby muss spüren, dass Sie immer da sind um es zu beschützen. Halten Sie es unter der Dusche und später auch im Wasser auf dem Arm eng an sich gedrückt, und streicheln Sie ihm liebevoll mit der freien Hand über den Rücken. Das Gefühl der Geborgenheit kann zusätzlich auch über Sprache und Körpersprache zum Kind

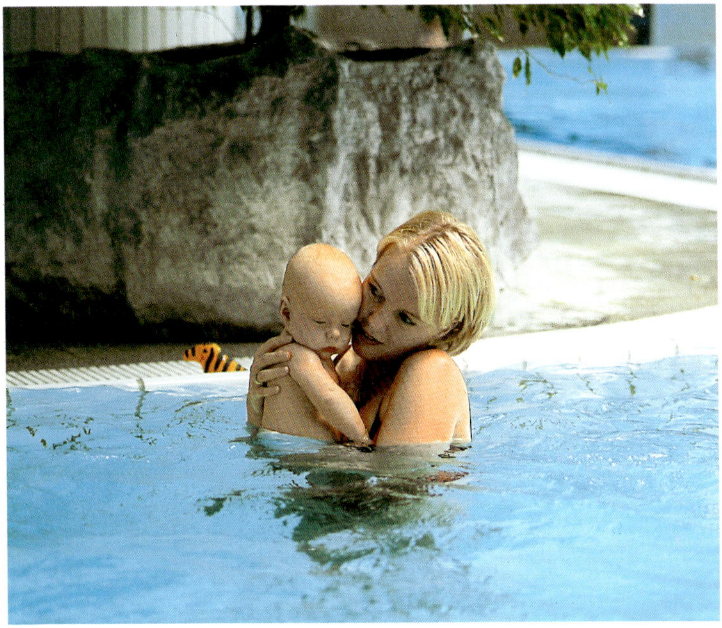

In der ersten Stunde ist enger Körperkontakt besonders wichtig

verstärkt werden: Versuchen Sie mit beruhigenden Worten und einer gehobenen Stimmlage Ihr Baby für einen aktiven Aufenthalt im Wasser neugierig zu machen und zeigen Sie durch Ihre Körpersprache, dass jetzt gleich etwas Tolles passiert.

Der erste Einstieg ins Wasser

Vor dem Einstieg ins Wasser sollten Sie sich und Ihr Baby aus hygienischen Gründen kurz mit warmem Wasser abduschen. Suchen Sie sich dazu eine Dusche mit sanftem Strahl aus. Und testen Sie vorab die Temperatur des Wassers. Halten Sie Ihr Baby während des Abduschens eng an Ihren eigenen Körper gedrückt und streicheln Sie ihm zusätzlich mit einem weichen Schwamm oder Waschlappen zärtlich über den Rücken und die kleinen Schultern. So wird auch das Duschen in fremder Umgebung ein angenehmes Erlebnis! Behutsam geht es anschließend über die Einstiegstreppe oder über den Beckenrand ins Wasser. Es empfiehlt sich ein paar Minuten auf der Treppe

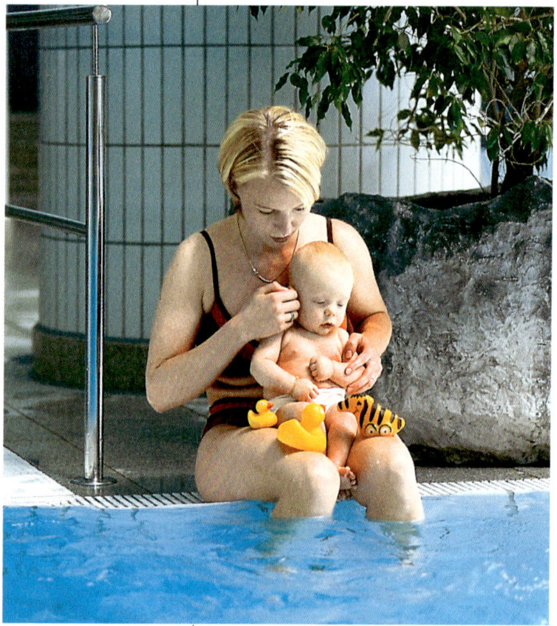

Es empfiehlt sich, ein paar Minuten am Beckenrand sitzen zu bleiben ...

oder dem Beckenrand sitzen zu bleiben und das Baby auf dem Schoß zu halten. Zur Gewöhnung an das nasse Element können Sie vorsichtig ein bisschen Wasser über die Arme und Beine des Babys „regnen" lassen. Ist Ihr Kind schon älter als vier Monate, können Sie Ihr Kind auch mit Wasser aus kleinen Eimern oder Gießkannen spielerisch bespritzen. Allerdings sollten Sie zunächst nicht den Kopf und das Gesicht des Babys nass spritzen!

Von der Treppe geht es dann – sicher auf dem Arm – weiter ins brusttiefe Wasser.

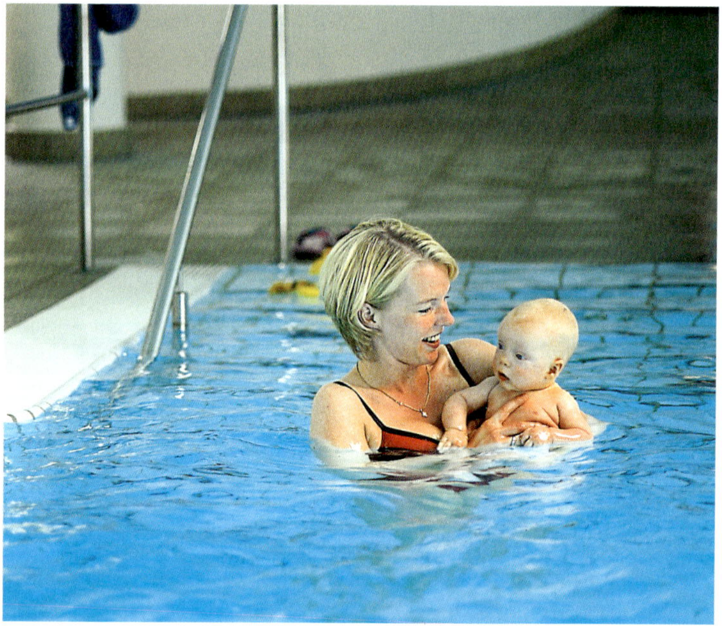

... dann geht es weiter auf die Einstiegstreppe

Unser Tipp:

Der Einstieg ins Wasser ist besonders für ängstliche Kinder leichter, wenn sie ein beliebtes Spielzeug, zum Beispiel einen bunten Ball, ein kleines Boot oder ein Plastiktier mit ins Wasser nehmen dürfen.

Der erste Aufenthalt des Babys im Wasser

Nach der anfänglichen Wassergewöhnung am Beckenrand beginnt die eigentliche Schwimmstunde. Nehmen Sie dazu Ihr Baby auf den Arm und gehen Sie langsam ins hüfttiefe Wasser. Mit dem Armtragegriff halten Sie Ihr Kind sicher vor Ihrem Körper. Da das Gesicht des Kindes Ihnen zugewandt ist, können Sie die Reaktionen des Babys genau ablesen. Halten Sie Ihr Kind während Ihres Rundganges durch das Wasser zunächst noch über der Wasseroberfläche eng an sich gedrückt damit es sich nicht fürchtet. Gehen Sie langsam weiter ins brusttiefe Wasser und bereiten Sie Ihr Kind auf den Wasserkontakt zusätzlich mit kleinen Spritzern an Beinchen, Rücken, Schultern und Armen vor. Bewegen Sie sich langsam und sprechen Sie Ihrem Kind liebevoll Mut zu. Nehmen Sie sich ausreichend Zeit alles gemeinsam zu entdecken.

Unser Tipp:

Heben Sie Ihr Kind zwischenzeitlich nicht über die Wasseroberfläche, es würde zu schnell auskühlen, frieren und den Aufenthalt im Wasser folglich als unangenehm empfinden.

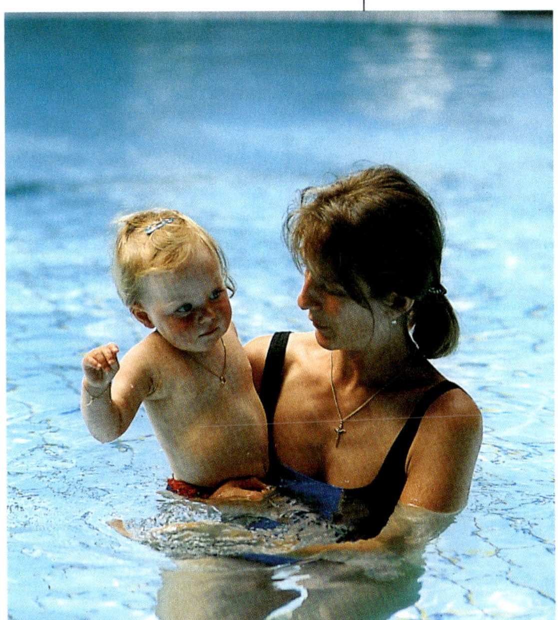

Gewöhnen Sie Ihr Kind langsam ans Wasser

Erwarten Sie beim ersten gemeinsamen Aufenthalt im Schwimmbad nicht zu viel von Ihrem Kind! Viele Babys bewegen sich nur sehr wenig oder vor Aufregung gar nicht im Wasser!
Seien Sie deshalb nicht enttäuscht! Überfordern Sie Ihr Kind nicht indem Sie zu lange im Wasser bleiben und denken Sie immer daran, dass dem Baby das ganze Umfeld völlig unbekannt ist!

Nun aber raus – bevor es zu kalt wird!

Nach zehn, maximal fünfzehn Minuten verlassen Sie mit dem Baby wieder das Becken. Ziehen Sie Ihrem Kind schnell das nasse Badehöschen aus und wickeln Sie es rasch in ein bereitliegendes Badehandtuch. Nach einer kurzen warmen Dusche haben Sie sich beide eine Pause verdient.
Damit das Anziehen für Sie und Ihr Kind ohne Stress abgeht, sollten Sie für sich einen Bademantel mit ins Schwimmbad nehmen. (Auch Sie sollen ja nicht frieren.) Verwöhnen Sie Ihr Kind vor dem Anziehen mit einer leichten Babymassage und schützen Sie seine Haut mit einem pflegenden Öl oder einer Creme vor dem Austrocknen.
Da Schwimmen hungrig und müde macht, sollten Sie Ihr Baby nach dem Wickeln und Anziehen noch füttern. Müde und satt schlafen die meisten Kinder dann auf dem Weg nach Hause ein.

Das Baby will gelobt werden

Im Volksmund heißt es, dass ein Lob zur rechten Zeit Wunder vollbringen kann. Auch Säuglinge empfinden lobenden Zuspruch von den Eltern als sehr positiv. Geben Sie Ihrem Kind zu verstehen, dass Sie es ganz prima finden, wenn es sich im Wasser bewegt und mit den Beinchen strampelt und motivieren Sie es mit viel Lob zur Wiederholung.
Auch ganz kleine Kinder können an Ihrer Tonlage und an Ihrer Mimik erken-

nen, ob Sie positiv oder negativ reagieren. Belohnen Sie Ihr Kind zwischendurch immer wieder mit kleinen Streicheleinheiten. Ihre Sprache und Ihre Körpersprache unterstützen so das Lernen Ihres Kindes ganz wesentlich.

Resümee der ersten „Stunde"

Neben den vielseitigen neuen Eindrücken der ersten Schwimmstunde hat das Baby eine erste räumliche Orientierung im Schwimmbad erfahren. Seine akustische, optische und taktile Wahrnehmungsfähigkeit ist durch das nasse Element gefördert worden. Die Aufmerksamkeit des Babys wird durch das Wasser, durch neue Spielmöglichkeiten und durch andere Badbesucher gefordert. Möglicherweise hat das Baby den neuen Bewegungsraum schon mit ersten eigenen Strampelbewegungen spielerisch erforscht? Wichtigstes Ziel ist das positive Erleben des ersten Wasserkontaktes im Schwimmbad und der neuen Umgebung sowie das Neugierigmachen des Kindes auf das nasse Element. Lassen Sie alle anderen Lernziele ruhig außer Acht, wichtig ist allein, dass der Schwimmbadbesuch Ihrem Baby Spaß gemacht hat, denn ohne ein erstes positives Erlebnis wird die Wassergewöhnung nur sehr schwer möglich sein!

Eine Woche später ...

Vorübungen zur Bauchlage im Wasser

Auch jetzt wird erst ganz behutsam auf dem Arm der Mutter oder des Vaters geduscht, dann wird das Baby im Armtragegriff in das warme Wasser getragen. In jeder Stunde ist das Gefühl von Geborgenheit und Vertrauen außerordentlich wichtig für die kleinen Kinder; schmusen Sie und streicheln Sie Ihr Kind immer wieder.
Bleiben Sie wie in der ersten Stunde auf der Treppe oder am Beckenrand sitzen und beginnen Sie vorsichtig mit einer spielerischen Wassergewöhnung. Halten Sie Ihr Kind dabei wie zu Hause in der Badewanne auf dem Schoß; so können Sie das Baby sicher abstützen und seine Arm- und Beinbewegungen gut kontrollieren. Wichtig ist, dass das Baby sein Lieblingsspielzeug mit ins Wasser nehmen darf. Lassen Sie beispielsweise einen bunten Ball vor dem Bauch Ihres Babys schwimmen, greift das Kind sicherlich nach dem Spielzeug, wenn es in Reichweite ist, um es schnell in den Mund zu stecken. Oft gibt das Baby dann der Mutter den Ball zurück – das Planschen beginnt von vorn.
Nach ein paar Minuten am Beckenrand locken Sie das Baby ins Wasser. Werfen Sie hierzu den Ball soweit ins Wasser, dass das Baby ihn nicht direkt erreichen kann. Nun geht es dem Ball hinterher – aber behutsam, sicher und geborgen auf dem Arm!
Beginnen Sie nicht sofort mit den neuen Lernzielen, sondern genießen Sie zusammen mit Ihrem Kind ausgiebig die Atmosphäre und das warme Wasser. Während der ersten Besichtigungstour durch das Becken wird sich das Baby an seine Vertrauensperson anschmiegen um die Nähe und Sicherheit zu spüren.

Achtung!
Wenn Ihr Kind sein Köpfchen noch nicht selbstständig über eine längere Zeit halten kann, stützen Sie mit Ihrer freien Hand den Hinterkopf des Babys ab oder lehnen Sie das Baby sanft an die eigene Schulter, sodass es Ihre körperliche Nähe fühlt.

Gehen Sie langsam mit Ihrem Kind in etwas tieferes Wasser bis das Baby das warme Wasser an den Beinchen, am Bauch und am Rumpf spürt. Dabei kann der bunte Ball den Weg weiterhin vorgeben. Lassen Sie den Ball einmal neben sich und dem Baby „auftauchen" (Abwechslung ist immer gut) und dann wieder weiterschwimmen.

Unser Tipp:

Gehen Sie mit dem Baby nicht zurück in flacheres Wasser und heben Sie Ihr Kind auch nicht über die Wasseroberfläche hinaus – Sie wissen ja, dass es dann schnell zu frieren anfangen kann und ein erneuter Wasserkontakt keine Freude mehr bereitet.

Bleiben Sie im tieferen Wasser, auch wenn das Baby anfänglich protestiert. Unterstützen Sie Ihr Kind mit liebevollen und beruhigenden Worten, sicher wird es sich so trösten lassen. Auch neue Spielsachen lenken ab. Legen Sie deshalb vor jeder Übungsstunde ein paar davon an den Beckenrand, um im „Notfall" auf etwas Neues (Plastikente oder Reifen zum Beispiel) zurückgreifen zu können. Wenn sich ein Kind allerdings trotz aller Überredungs- und Überzeugungsversuche nicht trösten lässt, sollten Sie zurück zum Beckenrand gehen und dort mit einigen bekannten Spielen beginnen.
Probieren Sie im brusttiefen Wasser mit Ihrem Baby einmal aus, was ihm besonders gut gefällt. Lassen Sie zum Beispiel etwas Wasser über den Nacken und den Rücken des Babys laufen oder drehen Sie sich einmal im Wasser mit dem Baby auf dem Arm im Kreis. Kinder ab fünf Monaten genießen dabei – mit ausgestreckten Armen gehalten - auch schon etwas Tempo.

Achtung!
Auch dosierte Drehungen fordern die Eltern mehr als das Baby, deshalb drehen Sie sich immer nur einmal in eine Richtung und dann behutsam wieder in die andere Richtung, damit Sie nicht das Gleichgewicht verlieren und das Baby gefährden!

Lernziel: Das Baby soll im Wasser einen Abstand vom Körper der Bezugsperson auf Armeslänge tolerieren. Gibt es keinen Protest, kann mit der Übung „Bauchlage an der Wasseroberfläche" begonnen werden.

Wie halte ich mein Baby sicher?

Achselgriff

Damit das Baby den Bewegungsraum im Wasser auch ausnutzen kann, sollten Sie Ihr Kind mit diesem Griff durch das Wasser ziehen. Der Achselgriff ermöglicht dem Baby in der Bauchlage mehr Bewegungsfreiraum als auf dem Arm. Es kann so kräftig mit den Beinchen strampeln ohne das Gleichgewicht zu verlieren und unterzutauchen. Um das Baby sicher zu halten, grei-

Im Achselgriff kann das Baby kräftig strampeln

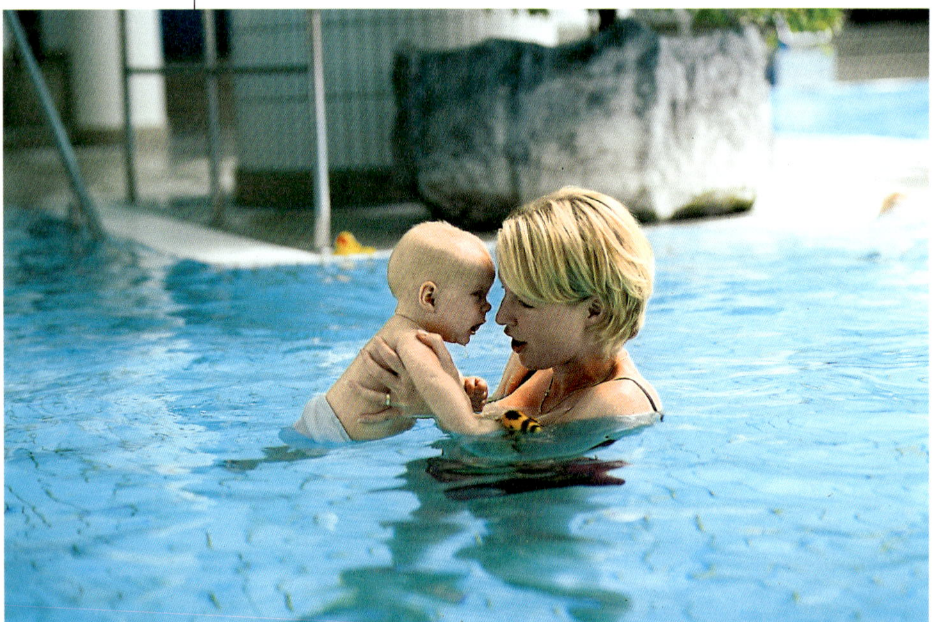

Unser Tipp:

Richtig ist der Griff, wenn das Baby leicht in Ihren Händen liegt und Ihre Daumen vom Rumpf des Kindes wegzeigen! Zur Sicherheit können Sie mit den abgespreizten Daumen noch sehr gut die kleinen Schultern umfassen.

fen Sie Ihrem Kind beiderseits unterhalb der Achseln um den Brustkorb und ziehen das Baby langsam in Bauchlage vor sich her durch das Wasser.
Wichtig ist, dass Sie nicht zu fest und direkt in die Achselhöhlen greifen, sonst besteht die Gefahr, dass die Durchblutung der Ärmchen unterdrückt wird.
Der Achselgriff als beidhändiger Griff gilt als ein besonders sicherer Griff für die ersten Stunden des Babyschwimmens, wenn die Eltern noch etwas unsicher sind. Auch wenn das Baby eine nicht vorhersehbare wilde Strampelbewegung ausführt, kann es mit diesem Griff schnell wieder sicher gehalten werden.
Gehen Sie, während Sie Ihr Kind im Achselgriff durch das Wasser ziehen, auf Augenhöhe mit Ihrem Baby, sodass Sie beide immer in Blickkontakt sind.
Ziehen Sie Ihr Kind im Achselgriff behutsam durch das Wasser und beobachten Sie den jungen Säugling aufmerksam. Die Bauchlage ist für die Babys sehr anstrengend, da sie ihren Kopf die ganze Zeit über Wasser halten müssen. Drei bis vier Monate alten Kindern fällt dies besonders schwer – nehmen Sie das Baby deshalb zwischenzeitlich immer einmal auf den Arm.
Übt das Baby dann erneut in der Bauchlage, reizen Sie es mit den folgenden Übungen zu etwas mehr Aktivität:

- Gehen Sie mal schnell und mal in Zeitlupe durch das Wasser. Berücksichtigen Sie dabei das Temperament Ihres Babys! Das eine Kind toleriert schon etwas mehr Tempo bei dieser Übungsform, andere Kinder mögen das nicht.
- Ziehen Sie das Baby gleichmäßig schnell durch das Wasser und bremsen Sie dann ab. Beschleunigen Sie anschließend dosiert Ihren

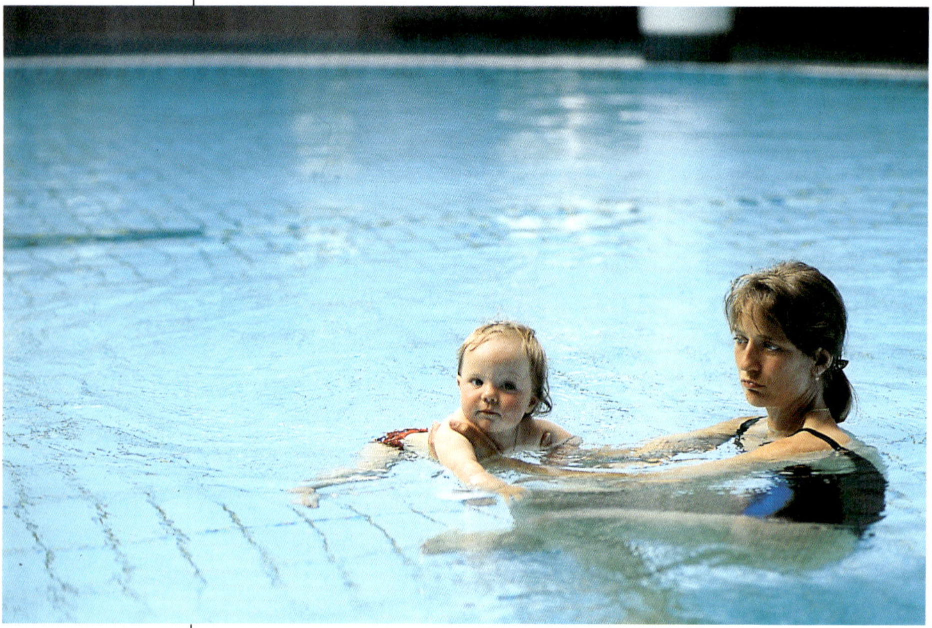

Das „Durchs-Wasser-ziehen" macht viel Spaß

weiteren Weg durch das Nichtschwimmerbecken.

■ Beziehen Sie als nächstes auch Richtungswechsel mit ein. Zunächst einmal geht es in großen Kurven nach links und rechts. Diese unterschiedlichen Bewegungstempi und -richtungen werden von den Sinnessystemen des Babys wahrgenommen und regen es zu Eigenbewegungen an. Wenn die Slalomfahrt engere Kurven hat, führt das Baby meist fröhlich strampelnde Beinbewegungen aus. Loben Sie Ihr Kind dann ausgiebig, damit es den Zusammenhang zwischen dem Lob und seinen Aktivitäten merkt und sich weiter bewegt. Der Achselgriff kann auch in Rückenlage durchgeführt werden, aber das sparen wir uns für eine spätere Stunde auf (siehe Seite 83).

Spielzeug von zu Hause für das Wasser

Um die Aufmerksamkeit des Babys auf ein schönes Spielzeug zu lenken, kann man bei dem Achselgriff besonders gut zwischen Baby und dem eigenen Körper zum Beispiel einen Ball auf

der Wasseroberfläche schwimmen lassen. Das Spielzeug ist dabei mit den Armen des Erwachsenen gut zu kontrollieren.
Schon ab dem dritten Lebensmonat verfolgen die Kinder das Spielzeug neugierig mit den Augen, ältere Babys beginnen in der Bauchlage mit strampelnden Bewegungen um das Spielzeug mit ihren Armen zu erreichen.
Nehmen Sie für Kinder im sechsten und siebten Monat einmal ein Eimerchen mit. Ihr Kind wird begeistert sein, besonders dann wenn es entdeckt hat, dass man damit Mama und Papa unfreiwillige Duschen verabreichen kann!

Unser Tipp:

Möglicherweise findet Ihr Kind in der einen oder anderen Stunde das mitgebrachte Spielzeug so interessant, dass es bei einer Spielstunde bleibt. Das ist völlig in Ordnung, fordern Sie nicht immer nur Leistung! Experimentieren und Toben mit Spielzeug und Spaß im Wasser können sehr lehrreiche Erfahrungen für Ihren Sprössling sein.

Schwimmhilfen für Babys

In den Schwimmbädern kann man die unterschiedlichsten Schwimmhilfen sehen. Welche für Säuglinge zu empfehlen sind und welche nicht wird deshalb im Folgenden untersucht.

Wichtig

Alle herkömmlichen Schwimmhilfen bieten keinen Schutz vor dem Ertrinken! Babys, die Schwimmhilfen an den Armen oder am Rumpf angelegt bekommen haben, dürfen deshalb im Wasser keinesfalls unbeaufsichtigt bleiben!

Für **Babys und Kleinkinder** gibt es verschiedene Schwimmhilfen:

- Schwimmringe sind jedem aus den Schwimmbädern im Sommer oder aus dem Urlaub bestens bekannt! Für Säuglinge und Kleinkinder sind die Schwimmringe nicht zu empfehlen, da die kleinen Kinder sehr leicht durch den Ring rutschen können und dann akut gefährdet sind.

- Schwimmflügelchen oder Armschwimmhilfen sind die Schwimmhilfen, die über unterschiedliche Armgrößen (Umfang des Oberarms) individuell angepasst werden können und deshalb für Babys und Kleinkinder zu empfehlen sind.
- So genannte Schwimmkissen werden am Rücken oder unter der Brust als Auftriebskörper befestigt. Da die Kissen manchmal größer als der Rumpf der Babys sind, sind sie eher für den Kleinkinderbereich ab drei Jahren geeignet.
- Am Körperschwerpunkt angebrachte Schwimmhilfen sind recht unterschiedlich. Sie können als Schwimmgürtel, Schwimmhilfen in Tierform oder als Schwimmhemden eingesetzt werden. Auch diese Art von Schwimmhilfen eignet sich besser für Klein- und Vorschulkinder.

Der Einsatz von Auftriebshilfen zum Schwimmenlernen ist bei Schwimmlehrern sehr umstritten: Der Auftriebskörper verändert die Wasserlage des Schwimmanfängers, der außerdem über die Schwimmhilfe eine Sicherheit im Wasser erfährt, die er ohne Schwimmhilfe

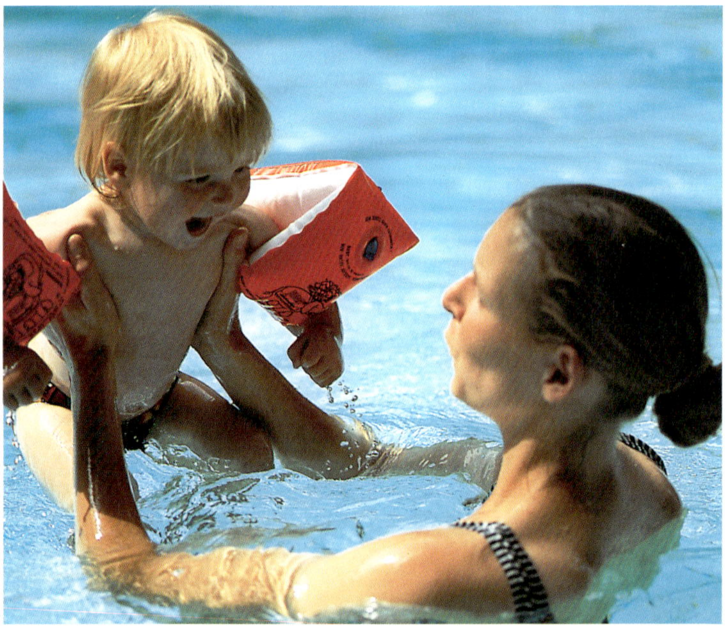

Schwimmflügel sind sinnvolle Schwimmhilfen

so im Wasser nicht hat. Für den Lernprozess ist deshalb die Schwimmhilfe nicht immer zu empfehlen.
Im Säuglingsalter sind Schwimmhilfen jedoch durchaus sinnvoll:

- Die Babys können sich im Wasser mit einer Schwimmhilfe selbstständig und sogar zielgerichtet fortbewegen, bevor sie laufen können. Die Balance und das Gleichgewicht im Wasser kann geübt und später auch allein beherrscht werden. Die Schwimmhilfe unterstützt also ganz wesentlich die motorische Entwicklung und die Selbstständigkeit des Kindes.
- Auch die Eltern profitieren von den Schwimmhilfen: sie müssen ihre Kinder nicht während der gesamten Übungszeit im Wasser tragen, sondern können die Kinder unter Aufsicht auch einmal „auf Abstand" im Wasser planschen lassen.

Für Säuglinge gibt es besondere Schwimmhilfen:

- Der Schwimmtrainer ist ein nicht ganz geschlossener Ring, der hufeisenförmig offen hinter den Rücken des Kindes läuft. Der Schwimmtrainer ist in unterschiedlichen Größen zu beziehen; er ist allerdings nicht kippstabil und engt das Baby bei seinen Bewegungen, besonders mit den Armen, ein.
- Mit den Oberarmschwimmhilfen stehen kleine Säuglinge häufig fast senkrecht im Wasser. Dadurch kann sich das Baby, da sein Mund nahe an der Wasseroberfläche ist, häufiger verschlucken.

Wichtig

Mit jeder Schwimmhilfe können die Kinder bei ruckartigen Bewegungen das Gleichgewicht im Wasser verlieren, zu einer Seite hin abrutschen und untertauchen.

Kindgerechte Spielformen in Bauchlage

Babys unter einem halben Jahr sollten zunächst in Bauch- oder Rückenlage durch das Wasser getragen werden. Für sie sind die ersten Erfahrungen im

Schwimmbad häufig so beeindruckend, dass besonders in den ersten vier Monaten größere Spiele überfordernd wirken können. Wichtig ist, dem Kind buntes und auffälliges Spielzeug anzubieten. Spielformen, die immer eine gewisse Erfahrung bei den Kindern voraussetzen, werden ab dem fünften Lebensmonat zunehmend interessant. Um eine Intensivierung der Wassergewöhnung zu erreichen, können Spiele aus dem Alltag übernommen werden.

- Nehmen Sie Ihr Baby im Achselgriff, in der Bauchlage, und ahmen Sie die Geräusche eines Autos nach, während das Kind durch das Wasser gleitet. Simulieren Sie eine Autofahrt durch das Wasser mit Rechts- und Linksabbiegen, Stoppen an einer imaginären Ampel und dem anschließenden Anfahren im ersten und zweiten Gang. Sicherlich kann Ihr Auto auch Slalomfahren. Durch die Schlängelbewegungen durch das Wasser verbessern Sie besonders das Gleichgewichtsempfinden des Kindes. Möglicherweise parkt Ihr Auto auch einmal am Beckenrand oder an einer Stufe und vielleicht legen Sie auch einmal den Rückwärtsgang ein. Ganz wichtig: das Auto muss auch einmal hupen!
- Spielen Sie Tiere (beispielsweise Enten), die Ihr Kind kennt und ahmen Sie die Tierbewegungen im Wasser nach.
- Bei Kindern, die eine sichere Greiffunktion haben, können auch kleine Brettchen eingesetzt werden, die das Kind als Tablett durch das Wasser fahren kann.
- Nehmen Sie einen Luftballon mit ins Wasser. Pusten Sie ihn Ihrem Kind entgegen oder schieben Sie ihm den Ball entgegen, damit es ihn zurücktreiben kann. Achten Sie darauf, dass der Luftballon nicht zu groß ist – Ihr Kind könnte Angst bekommen.
- Auch mit einem kleinen Liedchen können Sie die Bewegungen des Kindes im Wasser unterstützen. Kurze Lieder (alle meine Entchen …) bieten sich hier besonders an um die Wassergewöhnung Ihres Kindes sinnvoll zu unterstützen.

Unser Tipp:
Ein nur mit Luft gefüllter Ballon ist sehr leicht und kann schlecht vom Kind kontrolliert werden; wenn Sie etwas Wasser in den Ballon füllen, ist er für Kinder auch leichter erreichbar!

Ziele der zweiten „Stunde"

- Die behutsame Gewöhnung des Kindes an die Umgebung des Schwimmbades steht weiterhin im Vordergrund.
- Das Baby sollte nach der zweiten Stunde durch Spiele und Lieder im Sitz an der Treppe oder am Beckenrand an den Einstieg ins Wasser gewöhnt sein.
- Wesentliches Lernziel ist die richtige Anwendung des Achselgriffes. Ihr Kind sollte sicher von Ihnen in Bauchlage durch das Wasser getragen werden.
- Das Baby sollte auf den ständigen Körperkontakt verzichten können und die Bauchlage im Wasser tolerieren. Dabei werden eventuell erste spontane strampelnde Bewegungen durch die Übungs- und Spielformen ausgelöst.

Seien Sie nicht enttäuscht, wenn Ihr Baby noch wenig aktiv im Wasser ist. Gerade jüngere Kinder brauchen Geduld, da sie sich erst langsam an die vielen neuen Eindrücke gewöhnen müssen. Junge Babys sind in den ersten Stunden meistens sehr passiv. Ihre gespannte Aufmerksamkeit zeigt sich an den kleinen geballten Fäusten der Kinder. Wenn Sie aber mit Ruhe und liebevoller Zuwendung weiterhin wöchentlich zum Babyschwimmen gehen, wird sich auch Ihr Kind bald pudelwohl im Wasser fühlen!

3. Stunde – Haltegriffe und Spiele

In der dritten Stunde können Sie mit Ihrem Kind weitere Haltegriffe ausprobieren. Wählen Sie dann den für Sie sichersten Griff für die weiteren Stunden selbst aus. Berücksichtigen Sie dabei, welches Alter Ihr Kind hat und wie bewegungsfreudig es im Wasser ist.
Das Alter des Babys spielt insofern eine Rolle, da ältere, schwerere und vor allem größere Kinder (ab sechs Monate) mit den einarmigen Griffen nicht so gut zu halten sind. Hinzu kommt, dass sich diese Kinder im Wasser gerne und viel bewegen, und das erschwert die Ausführung der einarmigen Haltetechnik zusätzlich.

Badewannengriff

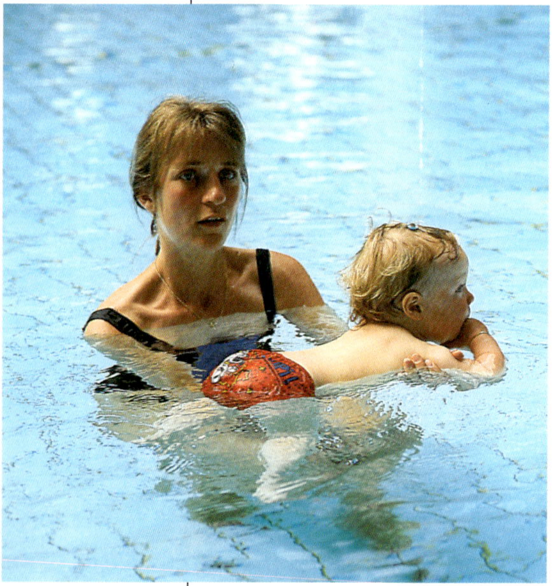

Weitere Haltetechniken in Bauchlage

Neben dem Achselgriff gibt es auch Einhandgriffe, die Sie vielleicht erst einmal auf dem Trockenen üben sollten!

Badewannengriff

Beim Badewannengriff taucht die Mutter oder der Vater bis zur Brust ins Wasser ein und greift dann seitlich unter den Brustkorb des Babys. Dieses liegt dabei in Bauchlage im Wasser. Die

Hand des Erwachsenen fasst auf der dem eigenen Körper abgewandten Seite des Babys um den Rumpf. Das Kind liegt so unfallsicher auf dem Arm des Erwachsenen. Auch bei diesem Griff sind die Beinchen des Babys vollkommen frei im Wasser, sodass das Baby selbst kräftig losstrampeln kann. Der Vorteil des Badewannengriffs liegt vorwiegend darin, dass die Kinder im Gegensatz zum Achselgriff weitestgehend von den Eltern unbehindert gehalten werden. Die Kleinen können besser mit den Ärmchen im Wasser rudern als bei dem Achselgriff. Sollten Sie am Anfang mit dieser Haltetechnik Probleme haben, können Sie Ihre zweite Hand unter die Oberschenkel des Kindes legen und so das Baby sicher durch das Wasser tragen. Beachten Sie jedoch, dass der Körper des Babys immer ganz im Wasser eingetaucht bleibt, damit kein unangenehmer Kältereiz auf das Kind wirkt.

Unser Tipp:

Sollten Sie mit einem älteren Kind das Babyschwimmen beginnen, so empfiehlt sich dieser Griff nicht in der anfänglichen Übungsphase, da größere und schwerere Kinder mit diesem einarmigen Griff nur schwer zu kontrollieren sind.

Beidhändiger Oberkörpergriff

Dieser Griff eignet sich besonders für kleine und leichte Kinder. Der einarmig oder beidhändig durchzuführende Griff setzt jedoch einige Erfahrung und ein

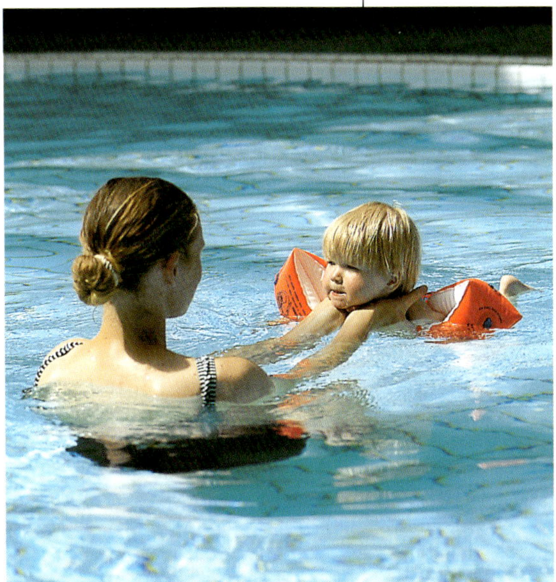

Beidhändiger Oberkörpergriff

gutes Balancegefühl bei den Erwachsenen voraus. Umfassen Sie den Oberkörper des Babys mit einer Hand von vorne. Spreizen Sie dabei Ihre Finger maximal ab, um den kleinen Brustkorb des Kindes vollständig abzustützen. Die Hand bitte nicht zu tief in den Bauchraum des Kindes oder zu weit nach oben an den Hals des Babys halten. Das wäre schmerzhaft. Wenn Sie aber Ihre Hand unter den knöchernen Brustbereich legen, stützen Sie den Säugling optimal ab. Mit diesem Griff ziehen Sie, rückwärts gehend, Ihr Baby durch das Wasser. Wenn der beidhändige

Unser Tipp:

Väter können diesen Griff meist besser als Mütter anwenden. Mit ihren in der Regel größeren Händen ist es leichter das Baby sicher mit diesem Griff durch das Wasser zu tragen.

Oberkörpergriff bei jungen Säuglingen, die noch Probleme haben, ihren Kopf aufrecht zu halten, ausgeführt wird, kann mit den Handwurzeln der erwachsenen Hand das kleine Kinn des Babys sehr gut über Wasser abgestützt werden. Aber wenn die Mütter ihre freie Hand auf den Po oder Rücken des Babys legen, können auch sie das Baby

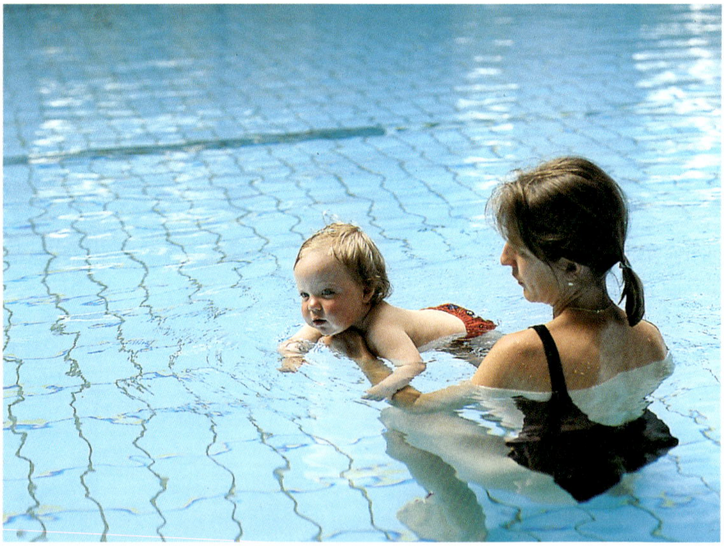

Wichtig: Der sichere Griff im Wasser!

sicher zwischen den Händen halten.
Der einarmig ausgeführte Oberkörpergriff hat einen großen Vorteil: das Kind kann mit der freien Hand zusätzlich zu Eigenaktivitäten im Wasser angelernt werden. Mit Hilfe eines Spielzeugs lassen sich die Babys in eine bestimmte Richtung locken und werden zu intensiver Bewegung von Armen und Beinen angespornt. Weiterhin kann die freie Hand der Mutter oder des Vaters als „Zauberhand" eingesetzt werden, indem die Hand einmal unter Wasser verschwindet, ein paar Regentropfen verursacht oder das Baby mit kleinen Spritzern zu weiteren Bewegungen reizt.
Ferner hat das Kind bei diesem Griff die Möglichkeit sich auf dem Unterarm des Erwachsenen auszuruhen. Wenn das Köpfchen bei dem anstrengenden Schwimmen einmal etwas „zu schwer" wird, kann es auf dem Arm der Mutter oder des Vaters sicher gehalten werden.

Einarmige Haltetechniken für Fortgeschrittene

Sie sind nur sinnvoll, wenn Ihr Baby relativ sicher ist.

Oberkörpergriff

Sie halten das Kind neben sich und fassen durch den Schritt unter den Brustkorb – so kann das Baby leicht vorwärts durch das Wasser geschoben werden. Dieser Griff ist für die ersten Stunden des Babyschwimmens jedoch nicht geeignet, da das Baby seine Bezugsperson nicht im Blickfeld hat.

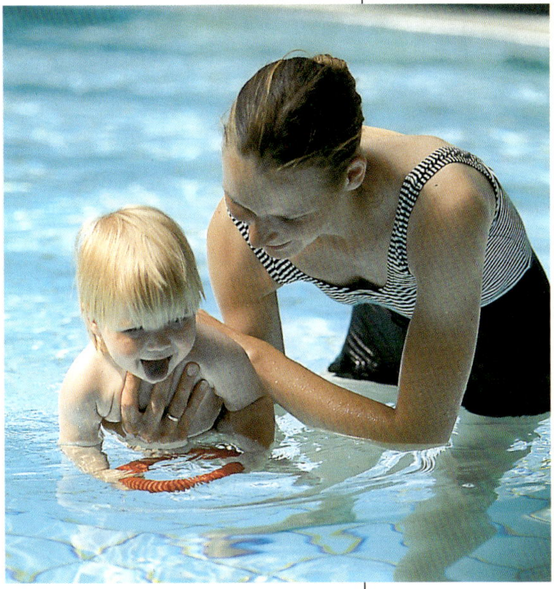

Einarmiger Oberkörpergriff

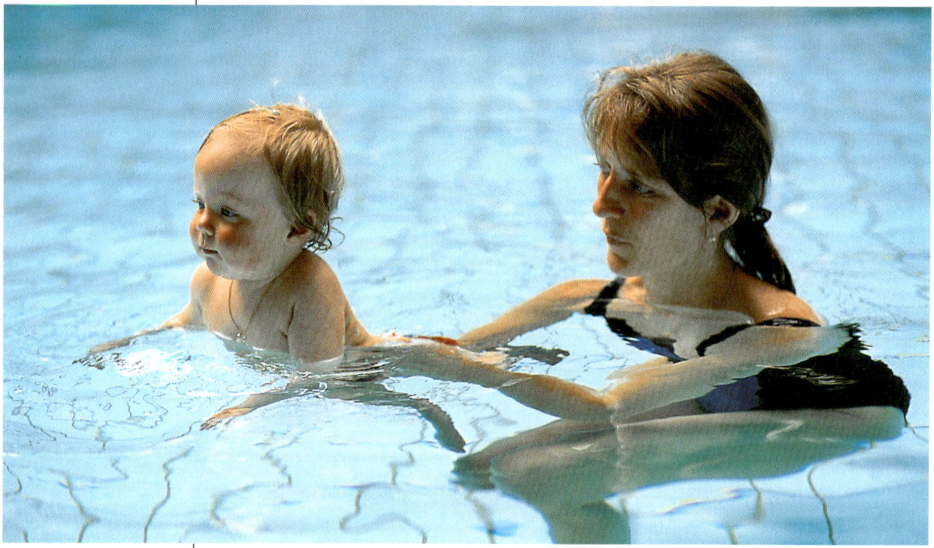

Hüftgriff

Hüftgriff

Auch dieser beidarmige Griff kann in Bauch- und Rückenlage durchgeführt werden. Die Hände der Bezugsperson fassen die Hüften des Kindes an. Vorteil: Das Baby kann sich besonders mit den Armen selbstständig im Wasser bewegen, es kann nach Geräten und Spieldingen greifen, planschen sowie sich rudernd im Wasser fortbewegen.
Besonders für ältere Kinder ab sechs Monaten ist dieser Griff geeignet, da sie jetzt allmählich über die notwendige Rumpfstabilität verfügen.

Bedenken Sie jedoch, dass Sie Ihr Kind nicht zu tief ins Wasser halten oder zu schwungvoll nach vorne schieben, denn dann kann es in der Hüfte einknicken und unfreiwillig tauchen!

Unser Tipp:

Der Griff kann sehr gut eingesetzt werden, wenn einmal beide Elternteile Zeit für das gemeinsame Babyschwimmen haben, da das Baby leicht zur gegenüberstehenden Mutter oder zum Vater durch das Wasser geschoben und angenommen werden kann. Zusätzlich lässt sich mit diesem Griff die Gleitfähigkeit zum Beckenrand oder zu einer Badeinsel hin einüben.

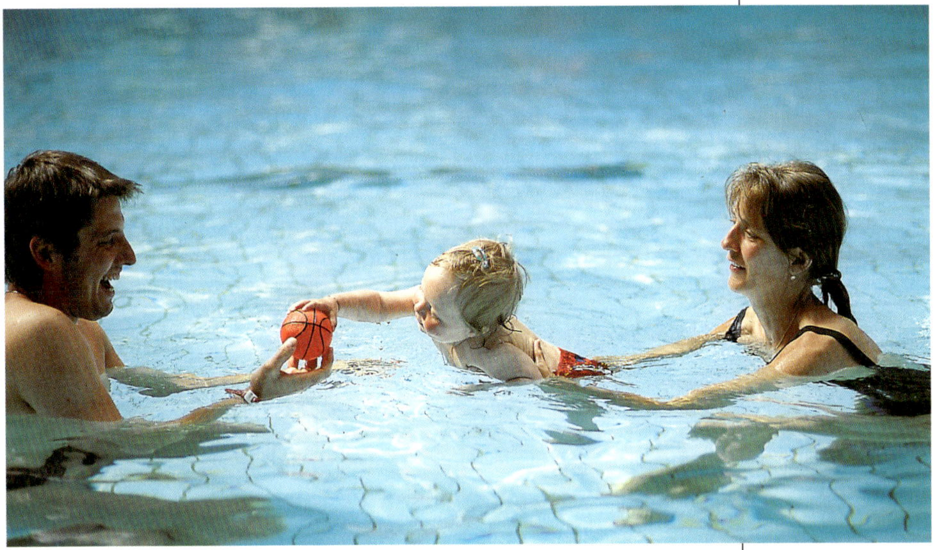

Schwimmen mit Vater und Mutter macht Spaß

Spielformen mit Bällen und Sprossen in der Bauchlage

Wenn das Baby sich in der Bauchlage im Wasser wohlfühlt, können Sie auch die typischen Schwimmgeräte aus dem Schwimmbad zum spielerischen Üben nutzen.

- Leihen Sie beispielsweise eine Schwimmsprosse beim Bademeister aus, lassen Ihr Kind die Sprosse mit beiden Händen ergreifen und ziehen es in Bauchlage durch das Wasser. Da Sie keinen direkten Körperkontakt zum Kind haben, setzt die Übung die Gewöhnung an das Wasser und auch schon ein sicheres Verhalten in der Bauchlage voraus. Damit Ihr Kind nicht durch unkontrolliertes Loslassen in Gefahr gerät, sollten Sie wenigstens anfangs die Händchen an der Sprosse mit festhalten und Ihr Kind so durch das Wasser ziehend begleiten. Achten Sie auch bei dieser Übungsform darauf, ob Ihr Kind die Übung mit eigenen Beinbewegungen unterstützt. Loben Sie es, wenn es versucht aktiv im Wasser vorwärtszukommen!
- Bälle bieten sich immer zum Spiel an. Versuchen Sie sich gegenseitig einen Ball hin- und herzuschieben. Schön ist es, wenn für diese Übung eine weitere Begleit-

Unser Tipp:
Besorgen Sie sich einen aufblasbaren Wasserball. Er ist leichter und somit für das Baby einfacher zu handhaben, d.h. wegzudrücken.

person zur Verfügung steht. Ist der Ball beim Baby angekommen, fordern Sie es auf, den Ball kräftig wegzudrücken oder zu schieben.
Bei diesen Übungen spielt die Wassergewöhnung eine wesentliche Rolle. Es wird gespritzt und geplanscht, Wasser kommt in den Gesichtsbereich des Kindes. Nur wenn das Baby wassergewöhnt ist, reagiert es darauf nicht ängstlich und mit Protest.
Weiterhin können das unruhige Wasser und die entstandenen Wellen das Gleichgewichtsempfinden des Babys fördern.
Hält sich das Baby, während es im Hüftgriff durch das Wasser geschoben wird, an einem Ball fest, kann es sich etwas auf dem Ball ausruhen. Sicherlich hat das Baby Spaß an dieser Fahrt, zumal es durch den Ball hoch über der Wasseroberfläche ist und alles um sich herum gut überschauen kann. So eine Wettfahrt mit anderen Babys und ihren Eltern ist auch immer ein schöner Abschluss der anstrengenden Babyschwimmstunde.

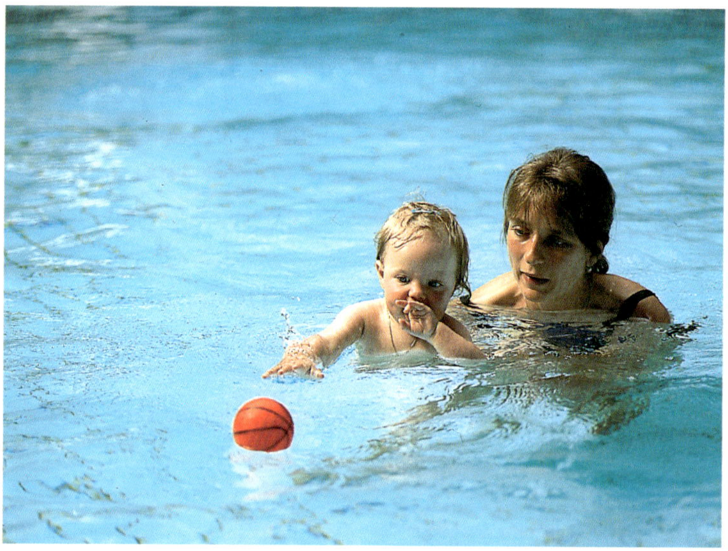

Ein Ball ist immer ein schönes Spielzeug

4. Stunde – Strampeln und Bewegen in der Bauchlage

In der vierten Stunde hat das Baby sich an die Umgebung des Schwimmbades gewöhnt. Es erkennt vielleicht auch das Bad wieder und äußert dieses Erkennen mit freudig aufgeregten Bewegungen am Eingang.

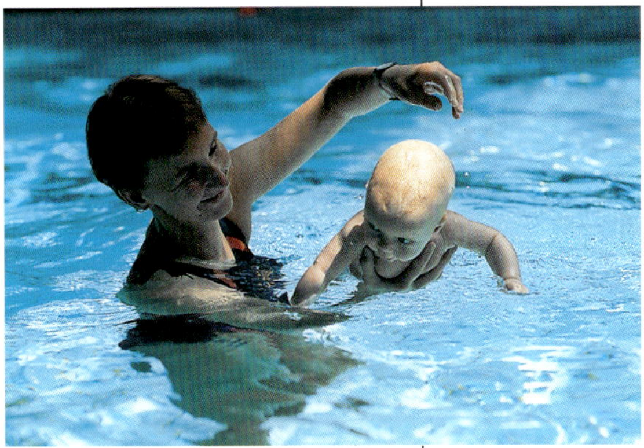

Wassertropfen auf Nacken oder Hinterkopf regen das Baby zu verstärkten Bewegungen an

Gezielte Wasserspritzer und Ihr Baby kommt in Bewegung

Manche Babys gehen zwar gerne ins Wasser, sie blicken auch aufmerksam umher und reagieren auf Reize im Wasser und am Beckenrand, verhalten sich im Wasser jedoch recht ruhig; sie bewegen ihre Beine und Arme nur wenig. Um nun die Bewegungen der Arme und besonders die Strampelbewegungen der Beinchen etwas in Gang zu bringen, halten Sie Ihr Baby sicher im Badewannengriff oder im einarmigen Oberkörpergriff. Da sich Ihr Kind vermehrt bewegen soll, achten Sie bitte darauf, dass Sie Ihr Baby sicher festhalten! Versuchen Sie nun mit der freien Hand ein bisschen Wasser über den Nacken und den Rücken tropfen zu lassen. Toleriert das Kind dies, dann dürfen auch ein paar Regentropfen über den Hinterkopf des Babys laufen. Erfahrungsgemäß stellt das Wasser einen Reiz für das Baby dar, auf den es mit verstärkten Beinbewegungen reagiert. Wenn das Baby den von Ihnen provozierten Regen kennt, dann wird es sicher auch nichts gegen ein paar Tropfen im Gesicht haben. Versuchen Sie es einmal vorsichtig! Ihr Baby wird dann lebhafter und sicherlich mit Freude im Wasser strampeln.

Badeinseln und andere „bewegende" Spielsachen und Spiele im Wasser

Das Gefühl für die richtige Balance im Wasser ist für die kleinen Kinder eine wesentliche Erfahrung. Zur Schulung des Gleichgewichts leihen Sie sich beim Bademeister eine Badeinsel oder eine große Matte aus und schon geht es los!

Unser Tipp:

Nehmen Sie am Anfang keine allzu dünne Matte oder kippelige Badeinsel, damit das Baby sich langsam und ohne Misserfolg an das kippelige Gefühl auf den Matten gewöhnen kann.

Übung:
Legen Sie Ihr Kind auf die Matte. Nehmen Sie ein kleines Handspielzeug (beispielsweise einen Ball) dazu und lassen Sie dieses um die Arme Ihres Kindes auf der Matte kreisen. Das Baby wird versuchen den Ball mit den Ärmchen zu verfolgen. Bei den Bewegungen wird die Matte nachgeben und das Kind spürt den wackeligen Untergrund. Sprechen Sie die ganze Zeit liebevoll mit Ihrem Baby, damit es sich nicht erschreckt. Wenn sich Ihr Kind an die Bewegungen seiner Unterlage gewöhnt hat, können Sie bewusst das „Wackeln" auf der Matte provozieren.
Bei dieser Übung haben Babys, die schon älter als sechs Monate sind, gegenüber jüngeren Säuglingen deutliche Vorteile, da sie über eine stabilere Rumpfmuskulatur verfügen.
Spielen Sie auch einmal um die Matte herum. Laufen Sie mit dem Baby auf dem Arm (Hüftgriff für ältere und einarmige Griffe für jüngere Kinder) hinter der Matte her. Jedem Kind macht es Spaß die Matte mit den

Unser Tipp:

Lassen Sie Ihr Baby nicht zu lange auf der Matte, damit es nicht zu frieren beginnt!

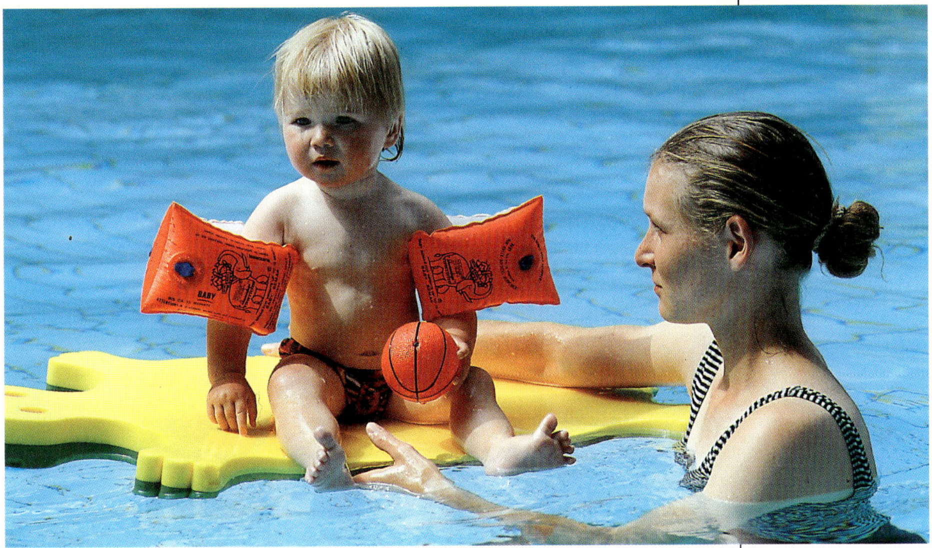

Mit Badeinseln kann man eine Menge anfangen

Ärmchen zu erreichen und sie zu ergreifen. Dieses Spiel bewirkt auch einen Anreiz für das Baby die Arme zu bewegen und sie bewusst zum Ergreifen eines Spielzeugs einzusetzen. Überfordern Sie Ihr Kind aber nicht, indem Sie die Matte zu weit weg legen – sie sollte im Greifbereich des Kindes sein.

Noch attraktiver wird dieses Spiel, wenn auf der Matte die Lieblingsente des Babys sitzt und auf das Baby wartet! Loben Sie Ihr Kind, wenn es sich zur Matte bewegt, und loben Sie auch seinen Erfolg, wenn es die Matte erreicht hat und nach dem Spielzeug greift.

Auch das Spielen und Sitzen auf der Matte macht Spaß! Gönnen Sie Ihrem Kind eine Pause, aber achten Sie darauf, dass die Matte ausreichend dick ist, damit Baby einschließlich Matte nicht untergehen.

Ältere Kinder werfen gerne Bälle von der Matte ins Wasser, wo sie von den Eltern wieder eingesammelt werden. Bei dieser Übung sollten Sie auf jeden Fall eine weitere Person mit zum Schwimmen nehmen oder dem Baby aus Sicherheitsgründen Schwimmflügel anziehen!

Mit den Spielsachen kommen fast alle Babys schnell in Fahrt.

5. Stunde – Rückenschwimmen

Haltetechniken in der Rückenlage

Das Rückenschwimmen empfinden die meisten Babys uninteressant. In der Bauchlage können sie viel mehr im Wasser beobachten und sich auch besser auf zum Beispiel einen Ball zu bewegen. Zwingen Sie Ihr Kind nicht auf dem Rücken im Wasser zu liegen, aber probieren Sie die folgenden Griffe einmal im Wasser aus, wenn das Kind dies toleriert. Durch wechselnde Lageveränderungen aus der Bauchlage in die Rückenlage und wieder zurück erfährt das Baby eine Anpassung an die Schwimmlage im Wasser mit der entsprechenden von Ihnen unterstützten Balance.

Griff in Rückenlage

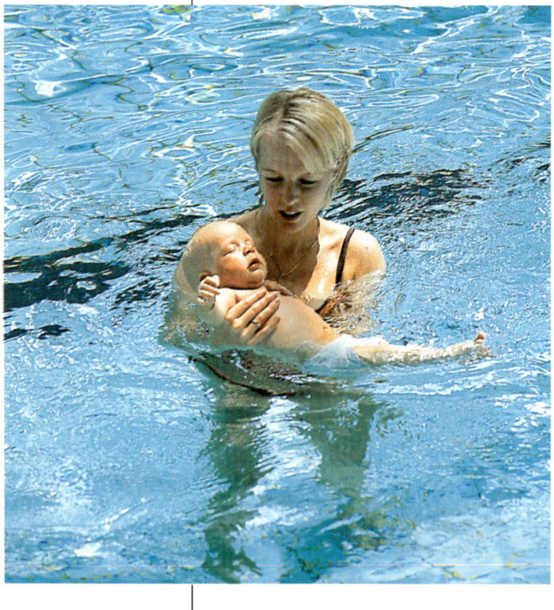

Badewannengriff

Nehmen Sie Ihr Kind unterhalb des Rückens mit einem Arm auf und unterstützen Sie die Oberschenkel mit Ihrer freien Hand. So haben Sie ständigen Blickkontakt zum Kind und können außerdem beruhigend mit ihm reden. Allerdings wird bei diesem Griff die Bewegungsfreiheit des Babys sehr eingeschränkt.

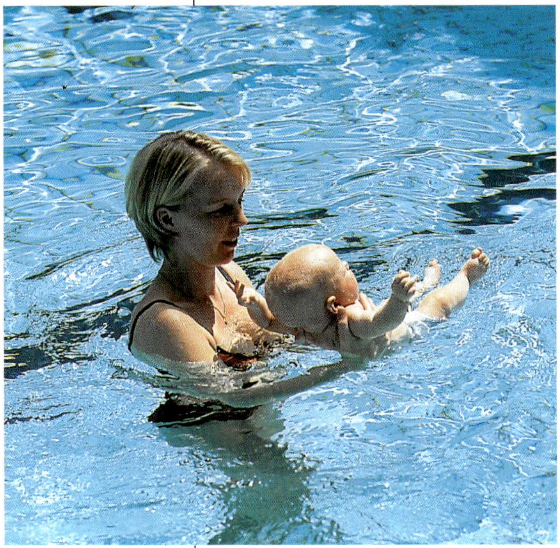

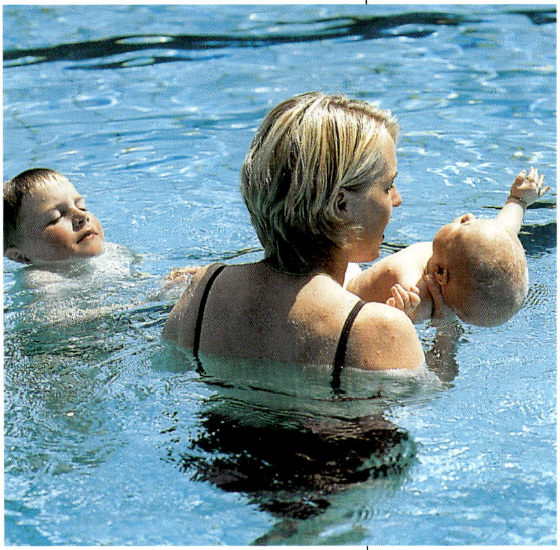

Achselgriff

Probieren Sie deshalb bald den Achselgriff, wenn das Baby die Rückenlage kennt und toleriert. Dazu legen Sie beide Hände seitlich unterhalb der Achselhöhlen des Kindes an und ziehen das Baby – rückwärts gehend – durch das Wasser. Das Kind liegt sicher in Ihren Händen.
Wenn das Baby anfangs noch ein wenig ängstlich ist, unterstützen Sie das Köpfchen etwas. So kann das Baby nach seinen Spielsachen gucken, ohne dass das Gesichtchen mit dem Wasser in Berührung kommt.

Oberkörpergriff

Hat Ihr Baby die Rückenlage akzeptiert, können Sie auch den einarmigen Oberkörpergriff anwenden. Hierbei halten Sie Ihr Kind so in der Rückenlage, dass eine Hand den Bereich der oberen Brustwirbelsäule im Wasser unterstützt. Mit der anderen Hand können Sie das Kind spielerisch durch Wassertropfen oder Spielsachen ablenken.

Unser Tipp:

Nach einer Eingewöhnungszeit an die Rückenlage wird das Baby sicher lebhafter! Seien Sie auf diese Bewegungen vorbereitet, damit das Baby nicht abrutscht und untertaucht.

Unser Tipp:

Sollte das Baby einmal in eine schiefe Wasserlage kommen und ein bisschen untertauchen, erschrecken Sie sich nicht! Außerdem hängt die Reaktion des Babys ganz wesentlich von Ihrer Reaktion ab. Spielen Sie den Vorfall am besten als ein kleines Kunststück herunter – Ihr Baby wird möglicherweise mit Ihnen lachen!

Hüftgriff

Der beidarmige Hüftgriff eignet sich in der Rückenlage gut für etwas ältere Kinder, da die dann schon vorhandene Rumpfstabilität ein Abkippen in der Hüfte nach vorne verhindert. Trotzdem ist dieser Griff sehr schwierig und sollte von Ihnen nur nach ausreichendem Üben in trockener Umgebung und bei mutigen Kindern angewandt werden.

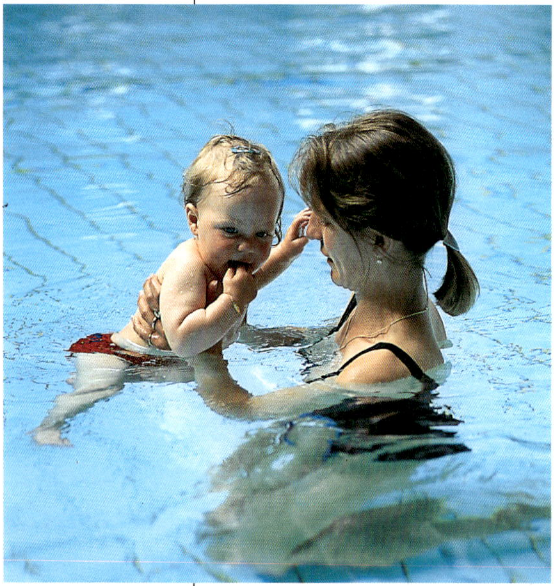

Wenn der Hüftgriff einmal schief geht, muss die Mutter trösten

Entspannung für das Baby in Rückenlage

Die Rückenlage eignet sich besonders gut um zu entspannen und sich auf dem Arm der Mutter auszuruhen. Wenn Sie Ihr Baby vorsichtig durch das Wasser tragen, kann es sogar sein Lieblingsspielzeug festhalten und wird diesen Rundgang genießen.

Unser Tipp:

Da die Rückengriffe anfänglich immer ein bisschen schwieriger zu handhaben sind als die Bauchgriffe, üben Sie ruhig zu Hause noch einmal in der Badewanne oder in „trockener" Umgebung – das macht Sie und Ihr Baby sicherer.

Tipps für die sichere Rückenlage des Babys im Wasser

- Geben Sie Ihrem Kind anfangs bei der Rückenlage einen Ball in die Hände – es wird so von der ungewohnten Lage abgelenkt.
- Das Baby macht, wenn es den Ball festhält, keine unkalkulierbaren Bewegungen mit den Ärmchen. Somit können auch Sie erst einmal eine sichere Rückenlage Ihres Babys ausprobieren und ausbalancieren.
- Falls Sie sich sehr unsicher fühlen, legen Sie Ihrem Kind Schwimmflügel an und probieren Sie dann erst die Rückenlage aus. Mit dieser Unterstützung taucht Ihr Baby sicher nicht ab.

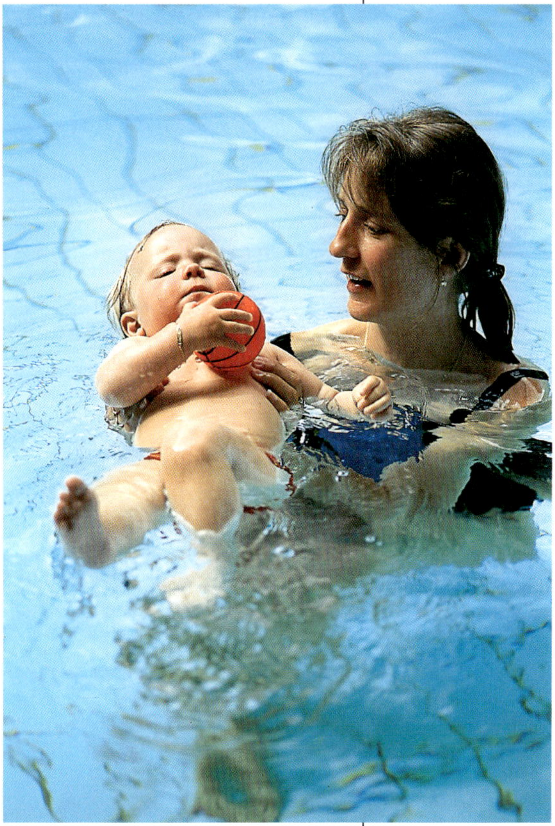

In der Rückenlage kann sich Ihr Baby gut entspannen

Nach einiger Zeit des Übens setzt bei den meisten Kindern auch in der Rückenlage eine spontane Beinaktivität ein. Allerdings bewegen nur wenige Babys in Rückenlage ihre Arme. Wenn sich Ihr Kind in der Rückenlage wohl fühlt, variieren Sie Ihren Rundgang durch das Wasser einmal mit schlängelnden Bewegungen. Spielen Sie mit Ihrem Kind in der Rückenlage ähnlich wie in der Bauchlage! Wenn es dem Kind gefällt, kann auch in der Rückenlage einmal eine Autofahrt, ein Slalomkurs oder eine Schifffahrt auf dem Programm stehen.

6. Stunde – Gleiten übers Wasser

Die Vorübungen zum Gleiten sind nicht ganz einfach und sollen daher über mehrere Teillernziele erlernt werden. Bis jetzt war Ihr Baby vorwiegend passiv: es wurde von Ihnen geschoben oder gezogen. In diesem Übungsabschnitt werden nun mit verschiedenen Hilfsmitteln erste Übungsformen zum Gleiten entwickelt.

Wenn Ihr Baby im letzten Quartal seines ersten Lebensjahres die richtige Balance im Wasser mit Hilfsmitteln erlernt hat, können Sie beobachten, dass Ihr Kind, wenn Sie ihm einen Schubs geben, eine kurze Strecke allein durch das Wasser gleitet. Wenn Ihr Baby das auch ohne Schwimmhilfen schaffen soll, müssen Sie ihm ein Ziel vorgeben. Am leichtesten fällt Ihrem Kind die Übung, wenn es auf eine bekannte Person zugeschoben wird. Diese kann das Baby nach der kurzen Gleitphase annehmen und es vor dem Abtauchen bewahren. Nach einem kurzen Lob geht es dann weiter! Unerschrockene Kinder schaffen es bei idealer Wasserlage kurze Strecken alleine ohne Hilfsmittel zu gleiten. Aber denken Sie immer daran: Im Vordergrund des Babyschwimmens stehen Freude und Spaß und nicht der Leistungsgedanke!

Gleiten in Bauchlage

Für die ersten Gleitübungen an der Wasseroberfläche unterstützen Sie das Baby entweder im Hüft- oder im Oberkörpergriff. Suchen Sie sich ein Spielzeug, den Beckenrand oder die Treppe als Ziel. Schieben Sie nun das Baby mit Schwung auf sein Ziel zu. Ist dies erreicht, loben Sie Ihr Kind ausgiebig. Versuchen Sie, sein

Interesse auf das Ziel zu wecken, damit das Baby sich zu ihm hin streckt und so eine flache und günstige Wasserlage einnimmt. Möglicherweise haben Sie auch die Neugierde des Kindes geweckt und das Kind greift mit seinen Händen aktiv in Richtung Ziel. Drehen Sie sich anschließend mit Ihrem Kind herum und suchen Sie sich gemeinsam einen anderen Punkt aus, den Sie ansteuern wollen. Schieben Sie Ihr Baby immer wieder in eine neue Richtung, denn Kinder lieben die Abwechslung und werden an dieser Übung viel Spaß haben. Optimal für weitere Gleitübungen sind Schwimmbäder mit breiten Treppeneinstiegen oder mit breitem Rutscheingang. Hier können die Kinder an den Rutscheingang herangeführt werden und das Baby kann losgelassen werden, wenn der Bauch mit dem Beckenboden Kontakt hat. So gleitet es selbstständig an der Wasseroberfläche ohne unterzugehen!

Haltetechniken

Für die Gleitbewegungen sind Haltegriffe wichtig, bei denen sich das Baby frei bewegen kann. Von den Eltern sollte jetzt nur noch so viel Unterstützung wie nötig angeboten werden. Das Baby hat sich an das Wasser gewöhnt und keine Angst mehr.

- Mit dem beidarmigen Achselgriff können Sie das Baby gut führen, auch wenn es sich selbstständig mit einem Hilfsmittel durch das Wasser bewegt. Außerdem ist es leichter, das Baby aus dem geführten Gleiten einer anderen Begleitperson zu übergeben.
- Alle einarmigen Griffe erlauben ein bewegungsunterstützendes Gleiten des Kindes im Wasser und können gut angewendet werden.
- Der beidarmige Badewannengriff dagegen ist zu diesem Zeitpunkt nicht mehr zu empfehlen, da er das Baby in seinen Bewegungen stark einengt.

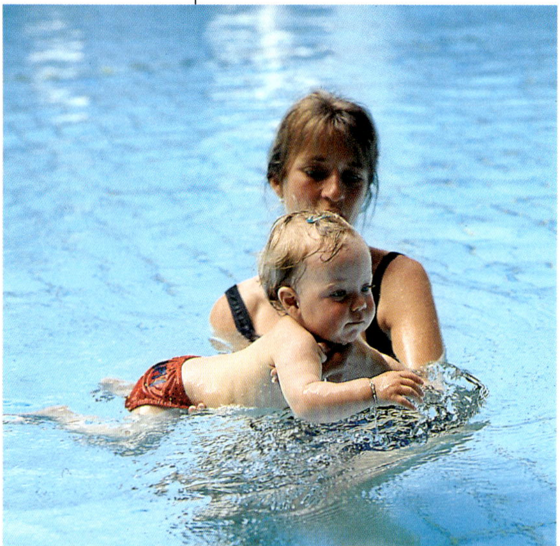

Drehen auf der Stelle bedeutet Geschwindigkeit für das Baby

Spaß an der Geschwindigkeit

Das Gleiten durch das Wasser macht dem Baby Spaß, jetzt darf es auch ruhig einmal etwas schneller zugehen. Halten Sie das Baby in einem einarmigen Griff und drehen Sie sich auf der Stelle: Ihr Kind wird seine Freude an der Geschwindigkeit haben. Schieben Sie das Baby von sich weg und ziehen Sie es wieder zu sich heran. Diese Schiebebewegungen, besonders mit wechselnden Richtungen, genießt das Kind sehr.
Planen Sie doch einmal ein Wettspiel ein. Wenn eine Begleitperson mit zum Babyschwimmen geht, versuchen Sie abwechselnd zuerst am Beckenrand, an einem Spielgerät oder an einem anderen Ziel im Schwimmbad zu sein. Bei diesem Spiel können Sie sich auch gegenseitig einmal überholen.
Für die Kinder werden jetzt auch Fangspiele sehr attraktiv: Versuchen Sie mit Ihrem Kind einmal die Oma oder den Vater zu fangen. Tragen Sie bei den Spielen das Baby vor Ihrem Körper im Wasser, damit es sich aktiv an dem Spiel beteiligen kann. Natürlich darf auch einmal das Baby „gefangen“ werden. Gestalten Sie mit diesen kleinen Spielen das Babyschwimmen abwechslungs- und erlebnisreich!

7. Stunde – Gleiten mit Hilfsmitteln

Gleiten mit Hilfsmitteln ist schnell gelernt

Mit der Unterstützung von Auftriebshilfen wie Armflügelchen, Reifen oder Gürteln können sich die Kinder schon recht früh selbstständig in Bauch- und Rückenlage durch das Wasser bewegen. Da die Babys mit den Auftriebshilfen eine veränderte Wasserlage haben, sollte diese zuerst mit einigen Balanceübungen sicher beherrscht werden.

- Wiederholen Sie hierfür die Schubübungen aus der 2. Stunde! Da die Kinder mit den Schwimmhilfen etwas höher im Wasser liegen, können sie von Ihnen leicht angeschoben werden. Verwenden Sie Auftriebshilfen, die dem Baby viel Bewegungsfreiheit lässt. Die aktiven Bewegungen der Kinder sollten durch die Auftriebshilfen nicht eingeschränkt werden.
- Variieren Sie die Übungen vor allem in unterschiedlichem Tempo. Dabei entsteht unruhiges Wasser mit kleinen Wellen. Bei diesen

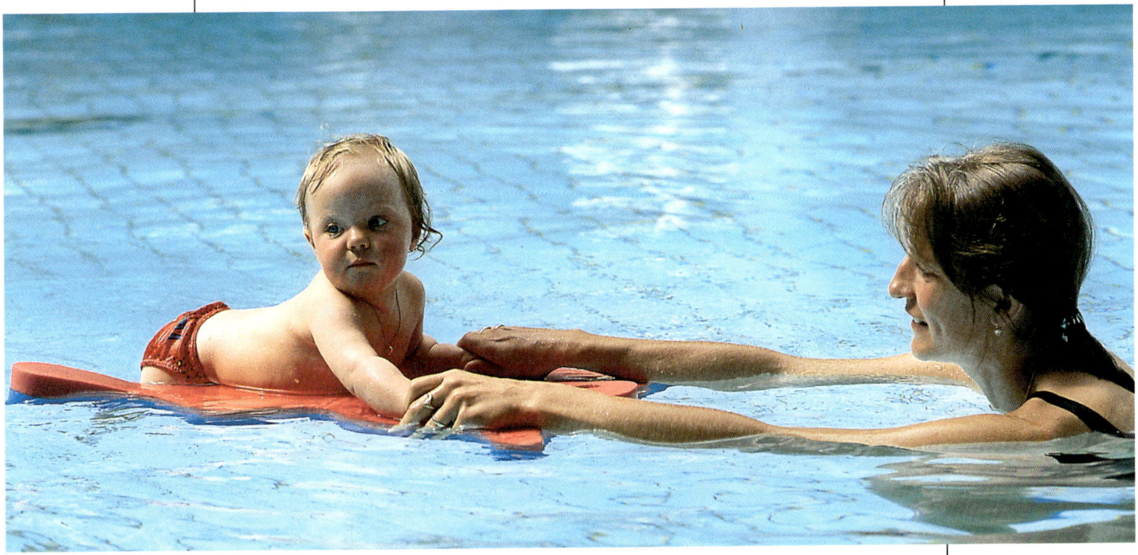

Übungen können Sie genau beobachten, ob Ihr Kind die Situation meistert und es sein Gleichgewicht behält.

Selbstständiges Gleiten des Babys mit Schwimmbrett

In fast jedem Schwimmbad können Sie ein Schwimmbrett leihen. Bitten Sie den Bademeister um ein farbiges, festes und handtuchgroßes Brett und zeigen Sie Ihrem Kind, wie es sich am besten daran festhalten kann. Für Babys ist es am einfachsten, sich an den Seitenrändern der Bretter festzuhalten und dann mit Ihrer Hilfe durch das Wasser zu steuern. Wenn Ihr Kind ein gutes Gleichgewichtsempfinden hat, schafft es das schnell auch ohne Ihre Hilfe.
Wenn Ihr Kind sicher durch das Wasser gleitet, versuchen Sie es ohne Schwimmflügel – aber gehen Sie hinter Ihrem Baby her und unterstützen Sie es mit dem Hüftgriff. Ändern Sie immer wieder das Tempo und wechseln Sie Ihre Spiele ab, indem Sie das Kind mal als Auto, mal als Schiff oder als Wasserflugzeug durch das Schwimmbad steuern.
Schieben Sie das Kind nun gezielt mit einem dosierten Schub von sich weg. Günstig ist, wenn das Baby dabei auf dem Rutscheinstieg des Beckens „landen" oder im flachen Wasser ausgleiten kann. Mit dieser Übung werden die ersten Impulse für das selbstständige Gleiten gelegt und schnell wird Ihr Kind die Gleitphase mit seinem eigenen Beinschlag unterstützen, um an interessante Ziele – wie Matten, Badeinseln oder Bälle – zu kommen. Und natürlich darf Ihr Kind dann am Ziel erst einmal ein bisschen spielen.

Gleiten zur Mutter und zum Vater

Sind beide Elternteile anwesend ist die Übung leicht durchzuführen: Halten Sie Ihr Kind mit dem Hüftgriff an Ihrem Körper. Das Baby schaut dabei zum gegenüberstehenden Elternteil und wendet der festhalten-

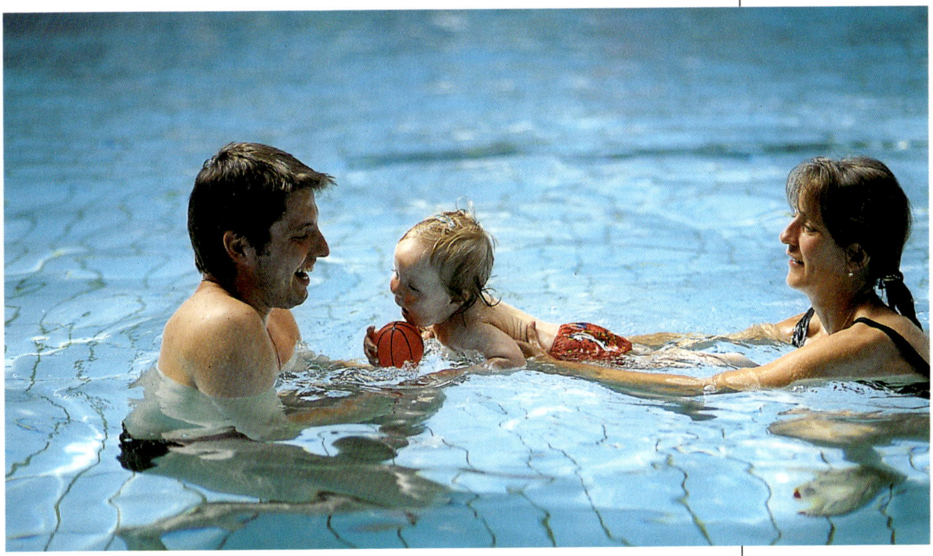

Gleiten von der Mutter zum Vater

den Person den Rücken zu. Kinder, die jünger als sechs Monate sind, können, je nach Vorerfahrung und Rumpfstabilität, mit dem Oberkörpergriff unter dem Brustkorb unterstützt werden. Der gegenüberstehende Partner versucht nun die Aufmerksamkeit des Kindes zu bekommen, indem er zum Beispiel ein Spielzeug zeigt, das Ihr Kind sehr mag und gut wahrnehmen kann. Wenn das Baby sich „lang macht", um zu dem lockenden Spielzeug zu kommen, nutzen Sie die Körperstreckung aus und schieben Ihr Kind nach vorne zu Ihrem Partner: Das Baby gleitet nun abwechselnd zum Vater oder der Mutter. Natürlich sollten Sie wie immer nicht an Lob sparen!

Wenn Sie merken, dass Ihr Kind nach einigem Hin- und Hergleiten an Sicherheit gewinnt und Spaß und Freude daran hat, verändern Sie die Distanz zwischen sich. Gehen Sie bis auf drei Meter auseinander, seien

Unser Tipp:

Der Abstand der beiden sich gegenüberstehenden Erwachsenen sollte anfangs nur circa einen Meter betragen, damit das Kind auf seiner Fahrt nicht das Gleichgewicht verliert und unter Wasser taucht.

Sie aber im Notfall immer sofort zur Stelle, falls das Baby die Strecke zwischen Ihnen einmal nicht schaffen sollte!

- Verkürzen und vergrößern Sie die Distanz zwischen sich und Ihrem Kind. Gehen Sie auf Ihr Baby zu und ziehen Sie es zu sich heran.
- Locken Sie das Baby spielerisch, indem Sie kurzfristig den Abstand vergrößern und sich dann aber von Ihrem Kind fangen lassen!

So machen diese Spiel- und Übungsformen der ganzen Familie Spaß.

Ratschläge zum Gleiten als Vorübung zum späteren Schwimmen

Das Gleiten mit einem Schubimpuls von den Eltern sollte auch ohne Auftriebshilfen geübt werden. Voraussetzung ist natürlich, dass das Baby die Übungen mit Hilfsmitteln, Spielgeräten und Auftriebskörpern angstfrei ausgeführt hat.
Mit dem beidhändigen Hüftgriff können Sie Ihr Kind sehr gut auf die selbstständige Gleitphase vorbereiten. Gehen Sie methodisch ebenso vor wie bisher. Wählen Sie zunächst nur kurze Strecken aus, bei denen das Baby das Ziel angucken kann und loben Sie Ihr Kind für die vollbrachte Leistung. Erst wenn das Baby sicher über die kurze Distanz gleitet, können Sie sich auch einmal an eine längere Strecke wagen. Beachten Sie, dass das Baby bei einer längeren Distanz zunächst ins flache Wasser ausgleitet!
Wird das selbstständige Gleiten gemeinsam spielerisch geübt, beherrscht das Baby bald eine wichtige Voraussetzung für das spätere Schwimmenlernen.

Unser Tipp:

Vermeiden Sie, dass Ihr Baby bei den ersten selbstständigen Gleitübungen untertaucht. Wenn es noch keine Taucherfahrung besitzt, kann sich das unfreiwillige Tauchen negativ auswirken. Häufig ist das Gleiten mit eingetauchtem Kopf erst im zweiten Lebensjahr des Kindes möglich!

8. Stunde – Vorübungen zum Tauchen

Keine Angst vor Wasserspritzern

Eine wesentliche Voraussetzung zum Tauchen ist, dass Kinder keine Angst vor Wasserspritzern im Gesicht haben. Der Zustand „Wasser im Gesicht" sollte deshalb spielerisch, ohne dass das Kind getaucht wird, ausführlich geübt werden. Die Wiederholung der schon bekannten Gleitübungen in der Bauch- und Rückenlage ist eine wichtige Vorübung. Nehmen Sie Spielsachen mit ins Wasser, damit Ihr Kind sich richtig wohlfühlt und machen Sie mit Ihrem Baby Spiele mit Wassertropfen, die Sie schon in den ersten Stunden des Babyschwimmens ausprobiert haben. Wassergewöhnte Babys wischen sich die Wasserspritzer ohne Protest einfach ab.

Unser Tipp:

Wenn Ihr Baby noch ein bisschen empfindlich auf die Wasserspritzer im Gesicht reagiert und möglicherweise zu schreien anfängt, nehmen Sie es ihm nicht übel – Spielen lenkt das Baby schnell ab.

Akzeptiert Ihr Baby also die Wasserspritzer im Gesicht, halten Sie es für die Vor-

Vorübung zum Tauchen

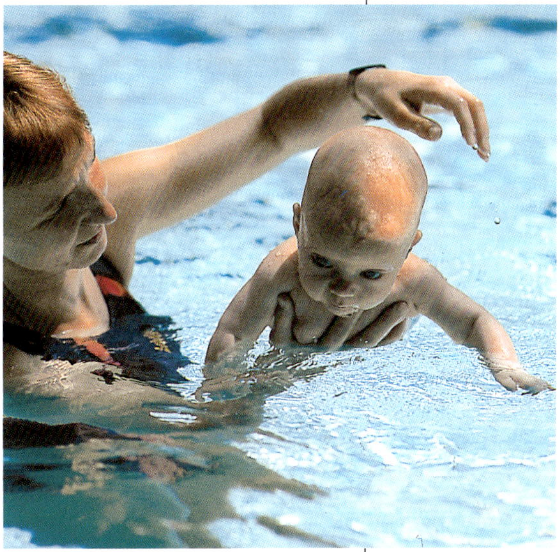

übungen zum Tauchen in einem einarmigen Haltegriff Ihrer Wahl sicher an der Wasseroberfläche. Wichtig ist, dass Sie Ihr Kind in der Bauchlage vor Ihrem Körper festhalten, damit Sie sich gegenseitig ansehen können. Mit Ihrer freien Hand spritzen Sie nun das Gesicht des Babys vorsichtig nass. Beginnen Sie sehr behutsam, benetzen Sie zunächst nur das Kinn, dann den Mund und anschließend auch die mittlere und obere Gesichtspartie. Akzeptiert das Kind dieses Nassspritzen, können Sie das Wasser in Form eines leichten Regens von der Stirn über das Gesichtchen laufen lassen. Ziel dieser Übung ist die behutsame Gewöhnung an das Wasser im Gesicht. Weiterhin bewirken die spielerisch angewandten Wasserspritzer, dass das Baby seinen Mund schließt – die wichtigste Voraussetzung für das anschließende Tauchen! Kontrollieren Sie deshalb genau, ob das Baby den Mund nach dem Wasserkontakt schließt.
Für die weiteren Lernschritte sollten Sie die Reaktionen und das Verhalten Ihres Babys genau beobachten! Wie reagiert es auf die Gesichtsdusche? Zeigt es Ärger und Ablehnung oder sogar schreienden Protest? Dann sollten Sie noch einige Spiel- und Übungsformen wiederholen. Reagiert Ihr Kind hingegen gelassen auf die Wassertropfen im Gesicht, können Sie mit den Übungen zum Tauchen fortfahren.

Vorbereitende Spielformen zum Tauchen

Damit das Baby die Bewegung unter Wasser erkennt, lassen Sie erst einmal die Spielsachen des Kindes tauchen. Es wird es lustig finden, wenn Sie einen kleinen Ball unter die Wasseroberfläche drücken, er nicht mehr zu sehen ist und dann plötzlich wieder neben ihm auftaucht.
Zeigen Sie Ihrem Kind, dass auch der blaue Beckenboden unter Wasser interessant sein kann. Suchen Sie die kontrastreichen Gegen-

stände, lassen Sie sie in geringer Tiefe (Stufen der Eingangstreppe) untergehen und holen Sie sie wieder an die Oberfläche zurück!
Fingerspiele im flachen Wasser sind ebenfalls gute Vorübungen zum Tauchen: Das Baby beginnt sich allmählich für die Dinge unter Wasser zu interessieren.
Wesentliche Vorübungen sind die Tauchspiele, die Sie Ihrem Kind vormachen können: Tauchen Sie neben Ihrem Kind unter und wieder auf. zeigen Sie dem Baby damit, dass man nicht nur an der Wasseroberfläche spielen kann, sondern auch unter Wasser.
Hier noch weitere kleine Spiele als Vorbereitung auf das Tauchen:

■ Gießkannenspiele
Nehmen Sie sich eine kleine Gießkanne mit ins Schwimmbad und lassen Sie das Wasser über den Rücken, Nacken, Hinterkopf und bei Akzeptanz auch über das Gesicht des Babys regnen. Besonders viel Spaß macht das, wenn auch das Baby Sie einmal begießen darf.

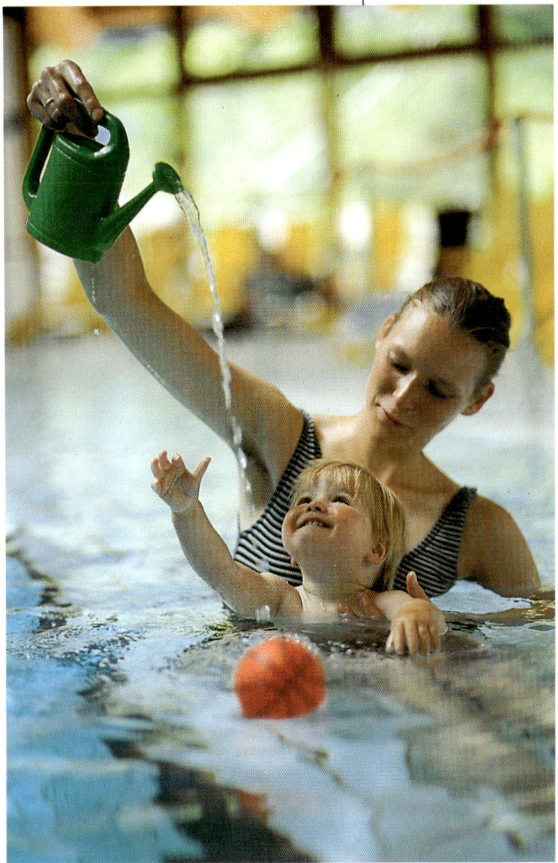

Regen aus der Gießkanne als Vorbereitung zum Tauchen

■ Reifenspiele
Die Höhe des Reifens kann gut dem Mut des Babys angepasst werden. Je höher Sie den Reifen halten, um so leichter ist es für das Baby in den Reifen hineinzuschauen. Erst wenn der Reifen auf dem Wasser schwimmt, muss das Baby auch das Gesicht auf die Wasseroberfläche legen. Besonders viel Spaß macht älteren Kindern diese

Übung mit einem Autoreifen oder einem bunten Schwimmreifen. Schnell lernen die Kinder, dass sie sich mit dem Reifen, nachdem sie den Kopf durchgesteckt haben, paddelnd fortbewegen können.

■ Stäbe und Sprossen
Auch mit ihnen lassen sich Vorübungen zum Tauchen spielerisch üben. Die Stäbe können anfänglich etwas über der Wasseroberfläche von den Eltern gehalten werden, das Kind paddelt unter den Sprossen herum. Als nächster Schritt kann der Stab auf die Wasseroberfläche gelegt werden und das Kind versucht den Kopf vor dem Stab ins Wasser zu legen. Unterstützen und loben Sie Ihr Kind bei diesen ersten Tauchversuchen ausgiebig.

■ Schwimmnoddle
Gut eignen sich in diesem Zusammenhang auch die neuen Aquafitgeräte wie beispielsweise die Schwimmnoddle. Diese leichte bunte Schlange schwimmt auf der Wasseroberfläche, wenn das Baby versucht vor und neben dem Gerät das Gesicht ins Wasser zu legen.

■ Tauchringe, Tauchfische
Wenn Ihr Kind alleine auf der Treppe sitzen kann, können Sie Tauchringe, kleine Tauchfische und Tauchsteine um es herum legen und es auffordern diese aus dem knietiefen Wasser wieder einzusammeln.
Lassen Sie Ihrem Baby bei der Ausführung der Übungen Zeit und überfordern Sie es nicht! Die Spielsachen dürfen nicht unerreichbar tief im Wasser liegen, denn beim unkontrollierten „Unter-Wasser-Gehen" kann sich das Kind verschlucken und weitere Tauchversuche ablehnen.

Unser Tipp:

Besonders ängstliche Kinder werden durch abwechslungsreiche Spiele und Spielsachen sehr gut abgelenkt. Zu diesem Zeitpunkt müssen die Kinder nicht vollständig untertauchen, sondern sie suchen nur mit den Händen nach den Gegenständen unter Wasser, ergreifen sie und holen sie an die Wasseroberfläche.

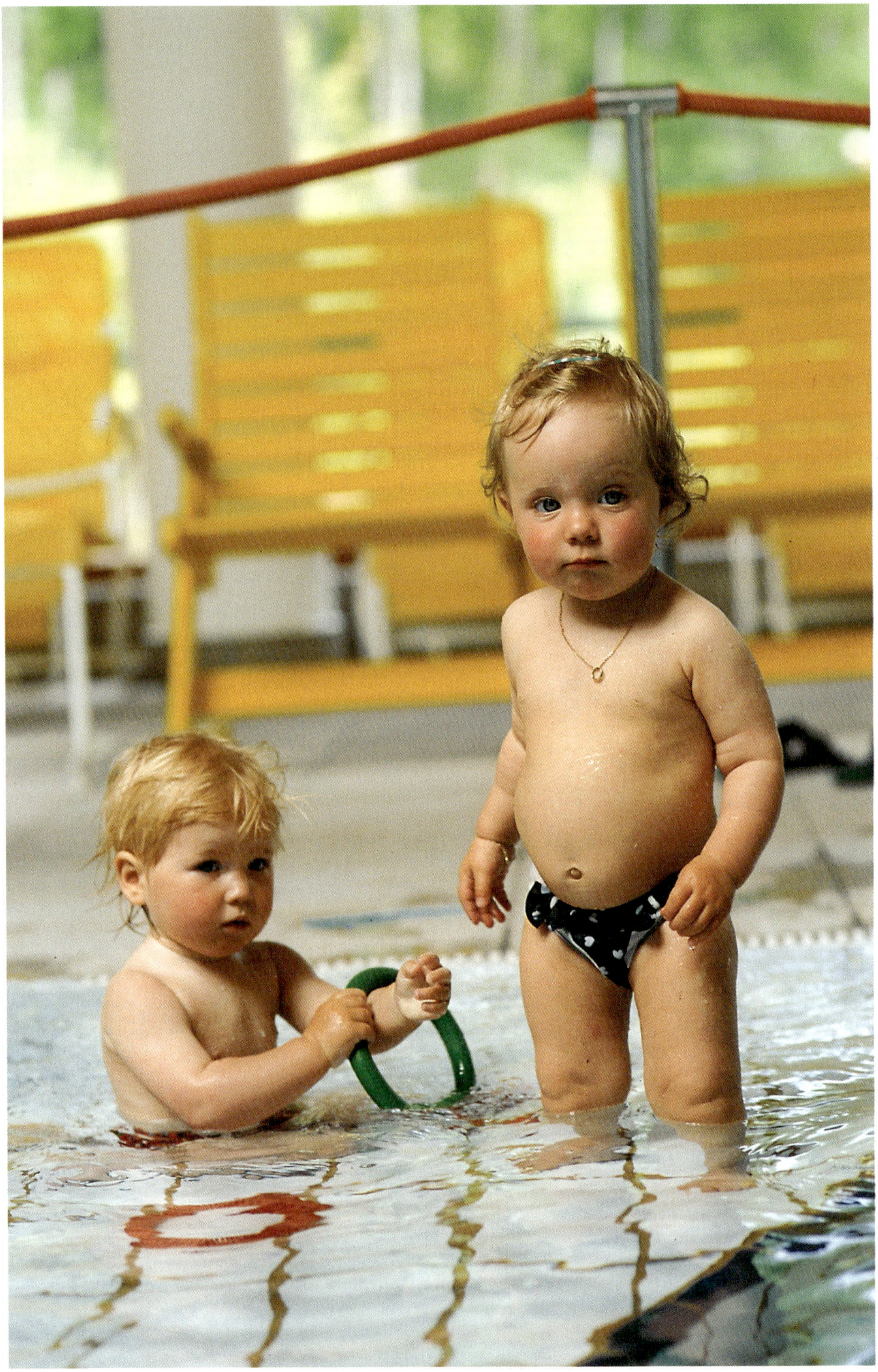

Noch eine Vorübung zum Tauchen: Angeln nach Ringen

9. Stunde – Tauchen mit dem Baby

Tauchen erfordert Mut und Überwindung! Deshalb sollte es nur ganz behutsam und im ersten Lebensjahr nur dann ausprobiert werden, wenn das Baby keine Abneigung gegen die Vorübungen zum Tauchen gezeigt hat! Achten Sie deshalb genau darauf, wie Ihr Baby auf Wasserspritzer im Gesicht reagiert.
Tauchen lernt Ihr Kind leicht, wenn Sie ihm alles ganz genau zeigen und vormachen! Atmen Sie deshalb vor Ihrem Tauchversuch ganz deutlich (ruhig etwas übertrieben) ein und pusten Sie die eingeatmete Luft mit dem Mund in das Wasser aus. Beim Auftauchen wird die restliche Luft in das Gesicht des Kindes gepustet. Schon bald wird das Kind dies nachahmen. Es wird zunächst versuchen das Gesichtchen in das Wasser zu legen. Kontrollieren Sie, ob Ihr Kind zuvor auch den Mund geschlossen hat, sonst wird es sich unweigerlich verschlucken! Provozieren Sie den Mundschluss, indem Sie das Baby vor dem Eintauchen anpusten oder es mit etwas Wasser bespritzen. Zur Ausführung eines bewussten und geplanten Mundschlusses vor dem Tauchen ist das Baby noch nicht fähig, deshalb kann es nur über spielerisches Üben und Ihr kontrolliertes Handeln erreicht werden!

Müssen Babys unbedingt tauchen?

Um es klar zu sagen: nein! Ich habe schon mehrfach darauf hingewiesen, dass Tauchen nur mit dem Einverständnis des Kindes geübt werden soll. Der Atemschutzreflex verschwindet ab einem gewissen Alter und die Babys sind deshalb nicht mehr automatisch vor dem Verschlucken von Wasser geschützt. Bedenken Sie, dass durch unvorsichtiges Tauchen Schädigungen im Hals-, Nasen-, Ohrenbereich und in der Lunge auftreten können. Neben den körperlichen Schäden können die kleinen Kinder auch negative psychische Erfahrungen machen, wenn sie zum Tauchen gezwungen werden. Für die weitere Schwimmkarriere Ihres Kindes sind diese Erlebnisse in keinster Weise förderlich!

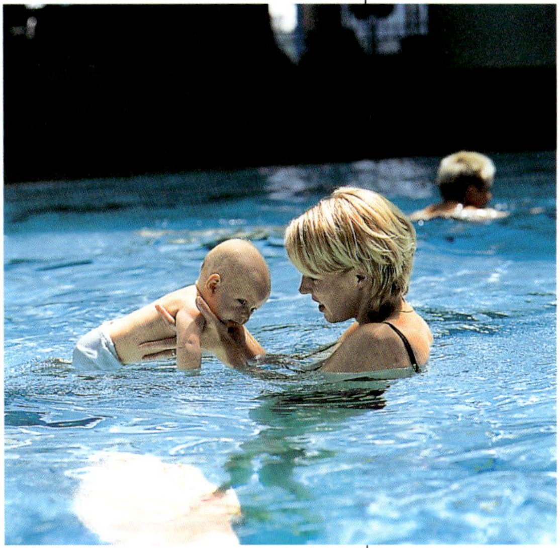

Mit schlängelnden Bewegungen wird das Baby durch das Wasser gezogen

Wie halte ich das Baby vor dem ersten Tauchen?

Sie halten Ihr Baby sicher auf dem Arm, sein Gesicht ist Ihrem zugewandt. Hüpfen Sie mit kleinen Schritten durch das Wasser und gehen Sie dabei auch schon einmal so tief ins Wasser, dass sich das Baby auf Ihrem Arm bis zur Brust und bis zu seinen Schultern im Wasser befindet. Nehmen Sie dann Ihr Baby in den Oberkörpergriff oder in den beidhändigen Achselgriff und führen Sie Ihr Kind unter ständigem Blickkontakt schlängelnd durch das Wasser. Alle diese Übungen kennt Ihr Kind schon und es wird ihm sicher Spaß bereiten. Ergänzend wird das Baby von der Mutter oder einer Begleitperson leicht mit Wasser bespritzt. Aber bitte dosiert! Das Baby soll nicht den Spaß am Wasseraufenthalt verlieren.

Wichtig! Der Blickkontakt zum Baby

Das wichtigste beim Tauchen ist die Sicherheit, die die Eltern den Kindern vermitteln. Deshalb bleiben Sie, bevor Ihr Kind in das Wasser taucht, immer in

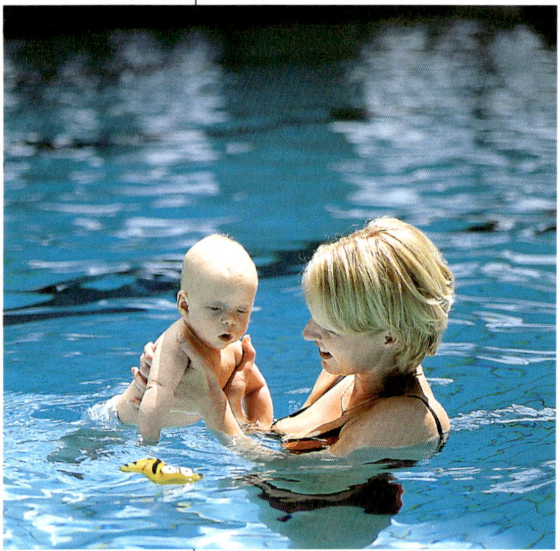

Beim Auftauchen muss Ihr Baby Sie sofort sehen können

Blickkontakt mit Ihrem Baby und geben Sie ihm das sichere Gefühl Ihrer ständigen Nähe. Halten Sie Ihr Baby auch beim Auftauchen so, dass es direkt in Ihr Gesicht blicken kann. Streicheln Sie Ihr Baby nach dem Auftauchen liebevoll über den Rücken und loben Sie es für seine besondere Leistung.

Tauchübungen

Es empfiehlt sich, die ersten Tauchübungen ans Ende einer Schwimmstunde zu setzen, denn sollte das Kind sich beim Tauchen erschrecken und anfangen zu weinen, können Sie sofort das Wasser verlassen und das Baby liebevoll an Land trösten.

Bei allen Tauchübungen ist zu bedenken, dass das Baby kurz vor dem Eintauchen in das Wasser leicht angepustet wird, damit es den Mund schließt. Entpuppt sich Ihr Kind als kleine unerschrockene Wasserratte, kann man diesen willkürlichen Mundschluss auch mit ein paar sanften Wasserspritzern ins Gesicht erreichen. Verschluckt sich Ihr Kind trotzdem einmal, nehmen Sie es auf den Arm und trösten es ausgiebig. Klopfen Sie dem Baby dabei leicht auf den Rücken, damit es das Wasser ausspuckt und der ganze Vorgang schnell vergessen ist. Lassen Sie sich auf jeden Fall Zeit mit dem nächsten Tauchversuch und kontrollieren Sie vorher, dass der Mund zu ist!

Spiele machen das Tauchen für die Kinder natürlich sehr viel spannender:

Schatzsucher

Fordern Sie Ihr Kind auf nach kleinen Gegenständen im Wasser zu tauchen. Legen Sie dabei die Gegenstände in knie- und hüfttiefes Wasser, damit das Baby die Gegenstände auch wirklich aus dem Wasser herausholen kann. Überfordern Sie Ihr Kind nicht und freuen Sie sich mit Ihrem Kind immer über seinen Erfolg!

Wasserflugzeug

Spielen Sie mit Ihrem Kind die Landung eines Flugzeuges nach. Es landet einmal an der Wasseroberfläche, einmal unter Wasser …

Wassertiere

Das Nachahmen von Tieren macht auch schon jüngeren Kindern Spaß. Versuchen Sie mit Ihrem Kind Fische, Frösche und andere Wassertiere mit ihren Bewegungen im und unter Wasser zu imitieren.

Tipps zum gemeinsamen Tauchen von Eltern und Baby

Besonders gut klappt das Tauchen natürlich, wenn Papa und Mama anwesend sind. Das Kind kann dann zu einem Elternteil hingleiten, wobei der Vater oder die Mutter dem Kind entgegentaucht. Toll ist es, wenn sich die beiden unter Wasser treffen und gemeinsam auftauchen. Viel Spaß macht es auch einmal von Mama und Papa gleichzeitig durch das Wasser gezogen zu werden, ein Stückchen weiterzugleiten oder selbst zu tauchen. Nehmen Sie Ihr Kind, werfen Sie es in die Luft und fangen Sie es sicher wieder auf. Den meisten Kindern macht das sehr viel Spaß. Versuchen Sie nach einigen Versuchen Ihr Kind im Wasser „landen“ zu lassen und tauchen Sie gemeinsam wieder auf. Wenn die kleine Wasserratte noch nicht genug hat, kann man sie von einem Elternteil zum anderen werfen – aber achten Sie bitte auf den Abstand zwischen den Werfern!

10. Stunde – Gleiten über und unter Wasser

Die richtige Balance

Das Baby kann nun an der Wasseroberfläche gleiten und vor Wasserspritzern und einem kurzen Eintauchen mit dem Gesicht ins Wasser fürchtet es sich nicht! Damit es sich im Wasser auch sicher fühlt, wenn es einmal von Matten, Badeinseln oder dem Beckenrand springt, ist auch das Gleiten unter Wasser ein wichtiges Lernziel. Nehmen Sie sich dazu eine Sprosse oder einen Stab mit ins Wasser und ziehen Sie Ihr Kind durch das Becken. Variieren Sie Ihren Weg mehrfach, indem Sie Kurven gehen oder möglichst schnell laufen. Bei schnelleren Bewegungen oder bei den Richtungswechseln in den Kurven sind die Koordination und das Gleichgewicht des Babys beansprucht. Es muss mit den Beinchen und dem Rumpf Ausgleichsbewegungen ausführen, um nicht auf eine Seite zu rollen und die Balance zu verlieren.

In bewegtem Wasser die Balance zu behalten ist jedoch sehr schwer. Probieren Sie die folgenden Übungen deshalb an einem Tag aus, an dem nur wenig Betrieb im Bad ist und die Wasseroberfläche ruhig ist.

- Legen Sie Ihr Kind bäuchlings auf ein Brett und schieben Sie es durch das Wasser. Kinder, die sich schon mit Armen und Beinen durch das Wasser bewegen, schaffen es ohne Ihre direkte Unterstützung auf dem Brett zu bleiben.
- Gleiche Übung: Geben Sie Ihrem Kind ein bisschen Anschub und lassen Sie es eine kleine Strecke allein treiben. Passen Sie aber bitte immer genau auf, damit das Kind nicht abrutscht.

- Nehmen Sie anschließend eine Matte zur Hilfe und legen oder setzen Sie Ihr Kind darauf. Auch jetzt soll das Baby mit möglichst wenig Hilfe selbst das Gleichgewicht auf der Matte behalten.
- Testen Sie gemeinsam, ob das Baby bei sanftem Anschub oder leichter Drehung das Gleichgewicht auf der Matte behalten kann.
- Sicher ist Ihr Kind dann, wenn es versucht die Matte zu erkunden und darauf herumzukrabbeln.

Die Wellentechnik

Wiederholen Sie besonders bei den Übungen zur Verbesserung der Gleitphase den richtigen Umgang des Kindes mit den Wellen. Machen Sie dazu mit einem Schwimmbrett oder mit der Hand kleine Wellen, die ruhig an das Gesicht des Babys „schwappen" dürfen. So erreicht man, dass das Baby seinen Mund schließt – eine wichtige Vorübung für das spätere Tauchen!

Das Gleiten im Wasser – spielerisch

Halten Sie Ihr Kind im Hüftgriff und schieben Sie es durchs Wasser. Damit das etwas attraktiver für das Baby ist, lassen Sie vor ihm einen bunten Ball schwimmen: Das Baby wird versuchen nach ihm zu greifen. Schieben Sie Ihr Kind vorwärts, mal etwas schneller, mal langsamer in Richtung Ball und auch mal rückwärts, damit es sich an die gleitende Bewegung an der Wasseroberfläche gewöhnt. Natürlich darf das Baby den Ball auch einmal erreichen und eine kleine Pause auf ihm einlegen.
Kontrollieren Sie mit Hilfe des Hüftgriffs die Wasserlage des Kindes, schieben Sie es an und lassen Sie es zum flachen Beckenrand hin ausgleiten – dabei darf der Kopf des Babys auch ruhig einmal im Wasser liegen.
Schieben Sie Ihr Kind mit dem Hüftgriff auch in Richtung Beckenrand; hat der eine Überlaufrinne, ist er besonders interessant. Hier kann sich das Baby auch

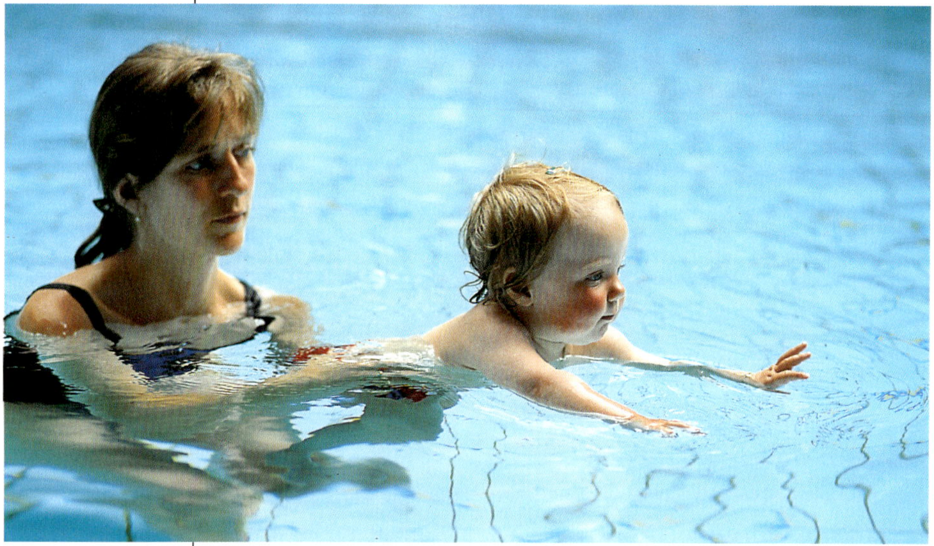

Selbstständiges Ausgleiten im flachen Wasser

Unser Tipp:
Lassen Sie bitte Ihr Kind mit den Schwimm- und Auftriebshilfen niemals alleine im Wasser!

einmal alleine für einen Augenblick festhalten. Die Geräusche des überlaufenden Wassers und das Verschwinden des Wassers im Ablauf wecken immer die Neugierde des Kindes! Gönnen Sie ihm hier Zeit seinen Bewegungsraum aktiv zu erweitern: An der Überlaufrinne kann sich das Kind selbstständig festhalten und auch einmal zur Seite klettern. Einmal ein bisschen nach rechts oder links hangeln, kräftigt auch die Muskulatur.
Sehr viel Spaß macht das Gleiten auf Geräten. In vielen Spaßbädern gibt es Enten, in die man hineinklettern kann, oder kleine Schwimmboote, die die kleinen Kapitäne selbst steuern können. Weiterhin gibt es leuchtend bunte Schwimmbretter in verschiedenen Tierformen. Hier kann man sich auch einmal ausruhen.

Mit den bisher vorgestellten Übungen lernt das Baby sich von schwimmenden Gegenständen abzudrücken und im Wasser vorwärts zu kommen. Stößt sich das Baby von den Hilfsmitteln ins Wasser ab, kann das wassergewöhnte Kind nun für einen kurzen Augenblick sowohl an der Wasseroberfläche als auch unter der Wasseroberfläche gleiten.

11. Stunde – Spielformen auf, im und unter Wasser

Spiele mit Bällen, Sprossen, Reifen, Badeinseln ...

Spielen im Wasser macht in jedem Alter Spaß, besonders wenn sich Mama und Papa einmal viel Zeit dazu nehmen! Nutzen Sie das Zusammensein im Schwimmbad auch zur Vertiefung der Beziehung zu Ihrem Baby.

Spiele für Kinder bis sechs Monate

Besonders die kleineren Kinder genießen den Körperkontakt zu den Eltern. Kommen Sie diesem natürlichen Bedürfnis mit Spielen entgegen, bei denen Sie Ihr Kind durch das Wasser tragen, schieben oder ziehen.

■ Nehmen Sie Ihr Kind huckepack und los geht die

Gleiten mit der Noddle zwischen den Eltern

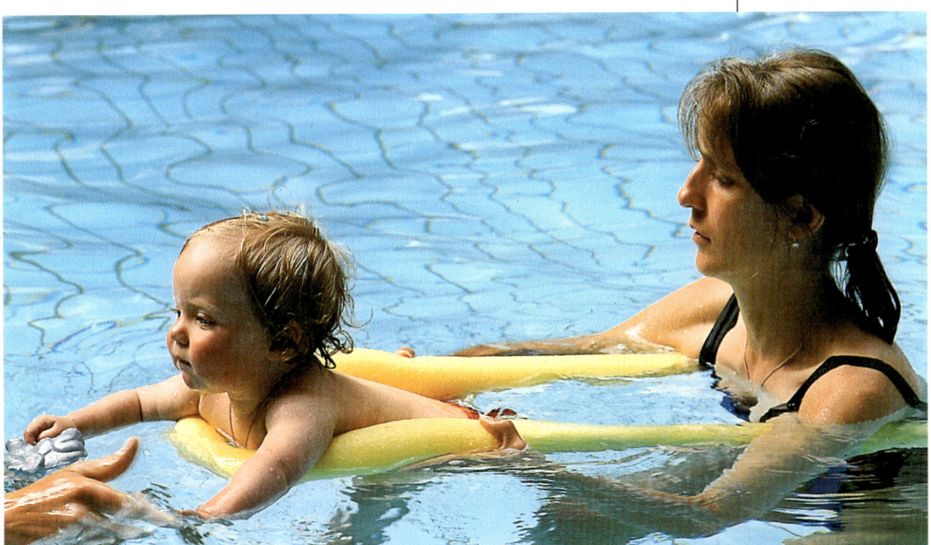

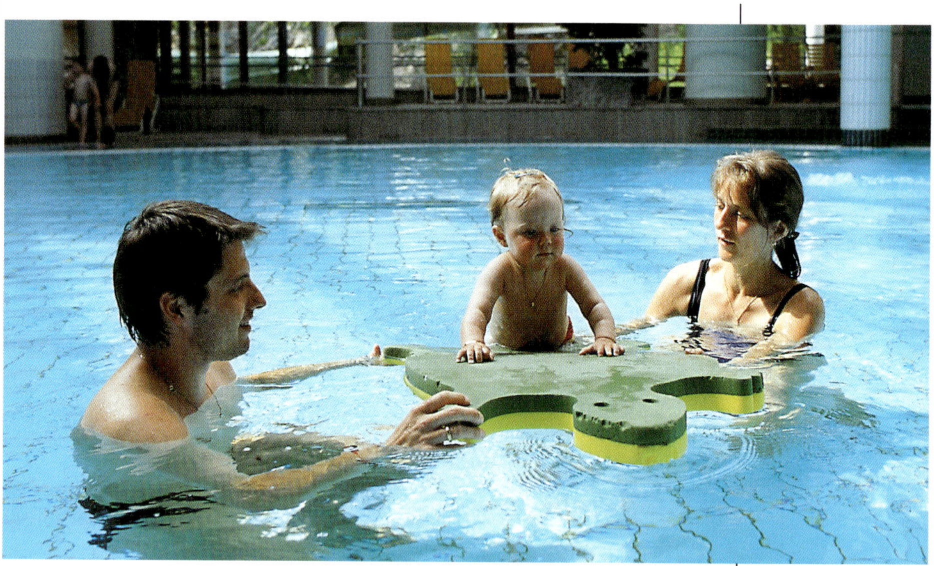

Selbstständiges Gleiten auf dem Brett nach einem Anschub

Reise. Das Laufen durch das Wasser ist für Sie sicherlich anstrengend, aber das Baby wird das „Auf" und „Ab" durch das Wasser genießen.

- Klettern Sie mit Ihrem Kind in einen Reifen hinein und steuern Sie ihn mit Unterstützung Ihres Kindes wie ein großes Auto mit einem großen Steuerrad durch das Wasser. Steuern Sie in verschiedene Richtungen und unterschiedlich schnell.
- Nehmen Sie einen Reifen und gehen Sie im Wasser einkaufen. Das Baby und Sie sammeln alles gemeinsam ein, was Sie vorher im Wasser verteilt haben. Bälle, Brettchen und Plastikspielzeug eignen sich hier besonders.
- Ein kleiner Wettbewerb steht an: Versuchen Sie gemeinsam mit Ihrem Kind einmal einen leichten Wasserball oder Luftballon über das Wasser zu treiben oder zu pusten. Wer ist schneller?

Spiele für Kinder bis 12 Monate

Kinder ab sechs Monaten sind schon deutlich mobiler im Wasser und bewegen sich auch sicherer. Sie beginnen mit ihren Sitzversuchen auf Matten und gegen Ende des ersten Lebensjahres krabbeln sie schon am

Beckenrand herum. Einige Babys versuchen die ersten Schritte mit Unterstützung der Mutter. Für die weitere motorische Förderung der Kinder eignen sich folgende Spielformen hervorragend:

- Mattenwettfahrt: Mutter und Kind legen sich bäuchlings auf eine große Matte. Wer spritzt und planscht dabei mehr?
- Rutschen: Rutschen ins Wasser ist ein besonderes Vergnügen. Wenn die Kinder selbstständig sitzen können, rutschen sie gerne von Matten oder dem Beckenrand ins Wasser. Bauen Sie mit Matten eine Rutsche am Beckenrand, von der Ihr Kind dann in Ihre Arme rutschen kann!
- Freies Spiel im Kinderbecken: Krabbeln und Kriechen durch stehtiefes, warmes Wasser in den Kleinkinderbecken macht fast allen Kindern Spaß. Einfach nur im Wasser sitzen und spielen, beispielsweise Wasser von einem Eimerchen ins nächste zu gießen oder rumzuspritzen und zu toben.

Spiele alleine, mit Geschwistern und kleinen Freunden

Mit sechs Monaten beginnen sich die Kinder für andere zu interessieren! Sie gucken neugierig umher und beobachten genau, was die anderen Schwimmbadbesucher machen. Besonders interessant sind andere Kinder. Wenn diese auch noch Spielzeug mitgebracht haben, ist dieses natürlich immer besser als das eigene. Lassen Sie Ihr Baby auf Entdeckungsreise gehen und mit anderen Kindern spielen. Behalten Sie Ihr Kind jedoch immer im Auge, denn es kann ja noch nicht schwimmen.

Spiele in flachem Wasser

- Kinder können „stundenlang“ Füße, Hände, Haare nassgießen. Den größten Spaß macht das, wenn man ein williges „Opfer“ findet!
- Türmchen in flachem Wasser mit wasserfesten Bausteinen bauen. Welcher Turm wird der höchste?

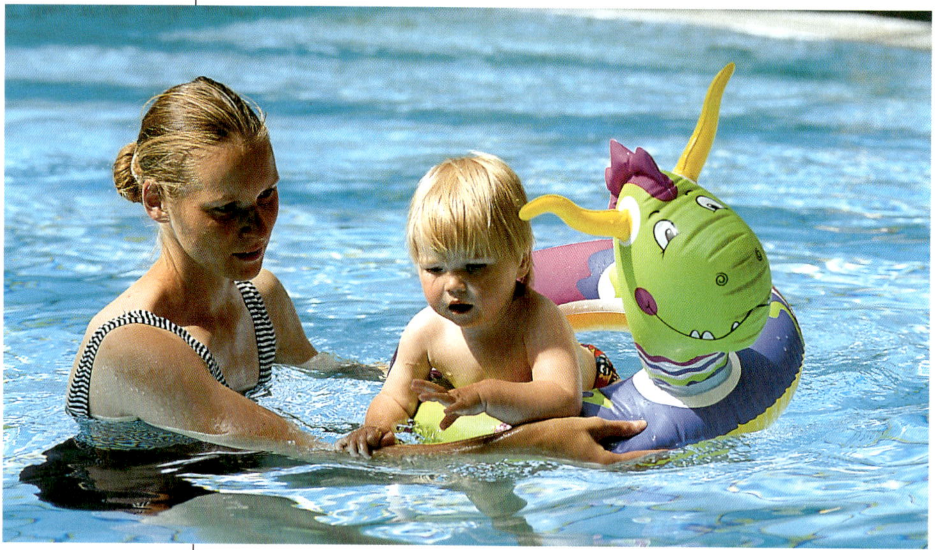

Spielen zwischendurch ist wichtig

Wer wirft den Turm am Beckenrand am schnellsten wieder um?

Spiele im tiefen Wasser (mit Schwimmhilfen)

- Leihen Sie sich vom Bademeister eine Schwimmnoddle aus. Fordern Sie Ihr Kind mit seinen Geschwistern oder Freunden auf, sich gemeinsam an der „Schlange" festzuhalten, und los geht eine aufregende Wasserfahrt.
- Als „Seilschaft" kann man sich mit anderen an einem Tau, einer Sprosse oder einer Stange im Wasser festhalten. Die Erwachsenen müssen die Kinder durch das Wasser ziehen. Aber bitte nicht nur in eine Richtung, denn Richtungswechsel und Kurven machen die Fahrt durch das Wasser erst zu einem richtigen Erlebnis!
- Ein Erwachsener versucht die Kinder mit ihren Eltern zu fangen. Diese flüchten so schnell sie können. Wer gefangen ist, muss dann selbst den Fänger spielen!
- Seepferderennen im Wasser.
- Autorennen im Wasser sind sehr beliebt. Ältere Kinder unterstützen die Wettfahrt schon kräftig mit hupenden Geräuschen,

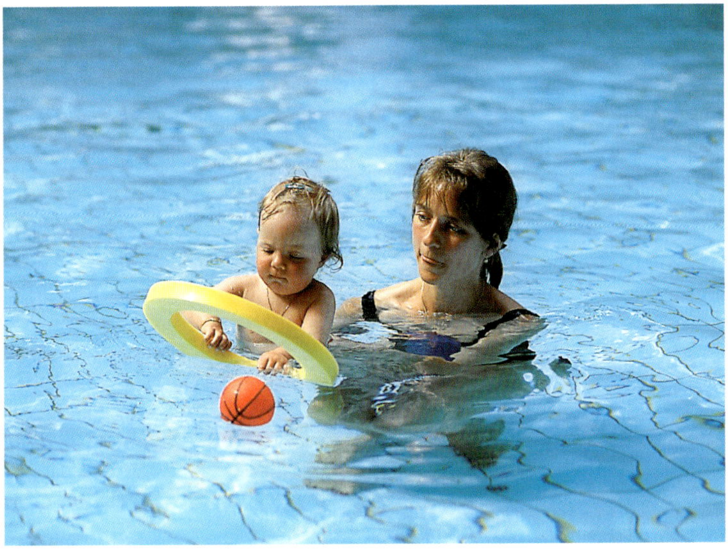

Schwimmreif und Ball bieten sich immer an

jüngere bekommen ein Brett in die Hände, damit sie ihr Auto auch richtig steuern können.

- Tauchspiele nach „Schätzen" im Wasser wecken immer das Interesse des Babys, besonders dann, wenn Sie Spielgeräte, die die Kinder noch nicht kennen, ins Wasser legen!

Es gibt sehr, sehr viele kleine Spiele für die verschiedenen Altersstufen der kleinen Schwimmer. Sicherlich hat auch Ihr Kind zu Hause einige Lieblingsspiele. Probieren Sie diese möglicherweise etwas abgewandelt auch einmal im Wasser aus – Sie werden staunen, wie gut das geht!

12. Stunde – Springen vom Beckenrand

Das Springen im Wasser, von Badeinseln oder auch vom Beckenrand macht besonders Kindern ab dem achten Lebensmonat viel Spaß. Sehr wichtig ist hier das absolute Vertrauen zwischen Kind und Eltern. Kann es sich darauf verlassen, dass die Eltern es bei jedem Sprungversuch auch wirklich auffangen? Setzen Sie dieses Vertrauen niemals leichtfertig oder aus falschem Ehrgeiz aufs Spiel. Springen sollte immer behutsam und in kleinen Schritten geübt werden.

Unser Tipp:

Beobachten Sie Ihr Kind bei seinen ersten Sprungversuchen. Springt es übermütig in Ihre Arme oder macht es einen ängstlichen Eindruck? Reagieren Sie in jedem Fall verständnisvoll. Nur so gewährleisten Sie eine gute motorische Förderung Ihres Kindes und einen freudvollen gemeinsamen Aufenthalt im Schwimmbad.

Vorbereitendes „Ins-Wasser-ziehen" des Babys

Bei dieser ersten gemeinsamen Übung sollten Sie Ihr Baby auf dem Arm (Armtragegriff) tragen. Gehen Sie mit Ihrem Kind durch das Wasser und tauchen Sie es nun durch häufiges Auf- und Abhüpfen bis zu den Schultern ins Wasser ein. Das Baby kennt die Übung und hat Spaß durch das Auf- und Abwippen. Nehmen Sie nun das Kind in den beidhändigen Achselgriff und heben Sie Ihr Kind hoch über die Wasseroberfläche. Anschließend tau-

chen Sie es wieder bis zu seinen Schultern ein, aber nicht weiter! Achten Sie auf einen gleichmäßigen Bewegungsablauf und halten Sie immer Blickkontakt zu Ihrem Baby. Beobachten Sie, ob es sich freut oder ängstlich reagiert – im letzten Fall brechen Sie die Übung ab. Hat Ihr Kind Spaß an den schaukelnden Bewegungen, können Sie die Intensität des Auf- und Abwippens etwas steigern. Variieren Sie auch die Eintauchtiefe (maximal bis zum Hals des Kindes). Heben Sie Ihr Baby einmal besonders hoch aus dem Wasser hinaus oder wenn das Kind es mag, werfen Sie es hoch in die Luft. Sehr wichtig ist hier das sanfte Auffangen des Babys! Überschätzen Sie sich bei dieser Übung nicht! Das Baby darf Ihnen nicht durch die Hände rutschen, da es sonst furchtbar erschrecken würde!
Wenn Vater und Mutter mit im Schwimmbad sind, lassen Sie Ihr Baby einmal von der Mutter zum Vater „fliegen“ und wieder zurück. Fangen Sie Ihr Kind aber immer wieder rechtzeitig

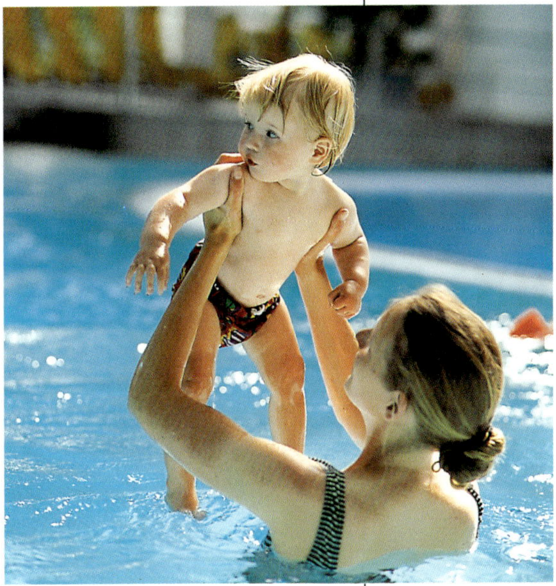

Vorübung zum Sprung: Auf und Ab

vor dem vollständigen Eintauchen ins Wasser auf! Und jetzt üben wir das Springen! Das Baby sitzt so auf dem Beckenrand, dass es über ausreichend Bewegungsfreiheit verfügt. Die Mutter setzt sich hinter das Baby, um es so besser schützen zu können.

Unser Tipp:

Schützen Sie Ihr Kind unbedingt vor Verletzungen! Fassen Sie es beim Auffangen nicht unter den Achseln, sondern schnell aber sehr sanft um den Oberkörper und bremsen Sie die Auffangbewegung vorsichtig ab. Loben Sie Ihr Baby!

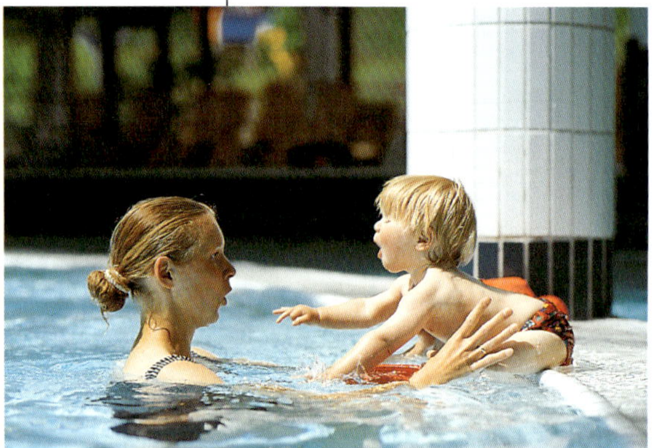

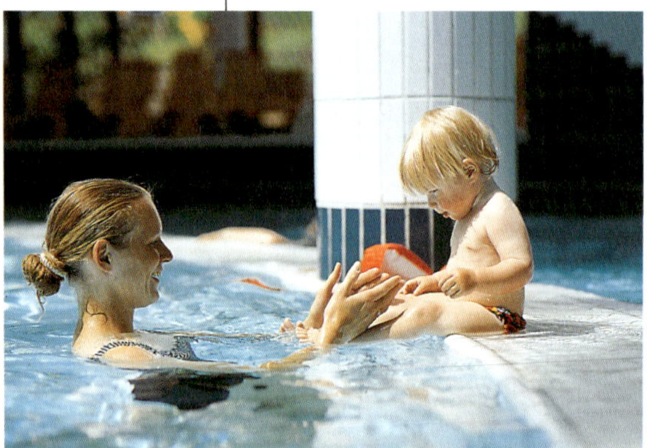

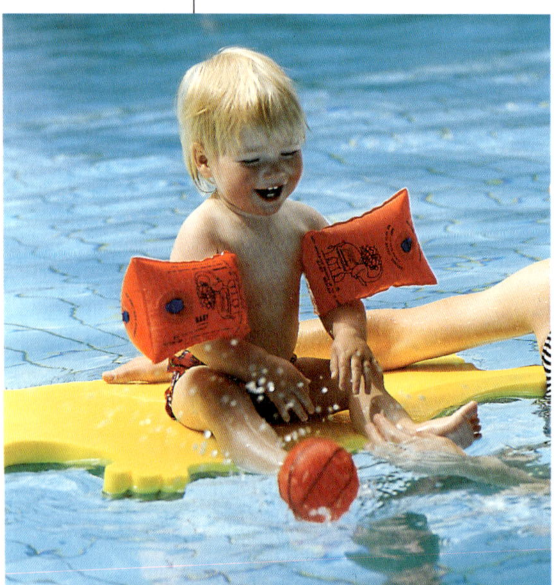

Der im Wasser stehende Vater sollte das Baby mit einer kleinen Schwimmente oder einem bunten Ball nun ins Wasser locken. Wenn Ihr Kind die Ärmchen nach vorne streckt, umfasst der Vater das Baby am Rumpf und zieht es ins Wasser – der erste Bauchplatscher ist geschafft! Den meisten Kindern macht diese Übung sehr viel Spaß und schon nach einigen Versuchen benötigt Ihr Baby nur noch wenig Führung!

Der erste „Abroller" von der Badeinsel

Von der kippeligen Badeinsel ist das „Abrollern" viel schwieriger als vom stabilen Beckenrand aus. Deshalb braucht das Kind hier auch mehr Unterstützung von Ihnen.

Setzen Sie es an den Rand einer Matte und fangen Sic Ihr Kind bei seinen „Abrollern" ins Wasser sanft auf. Wenn das Baby zaudert, fassen Sie es an den Unterarmen oder am Oberkörper und ziehen Sie es langsam zu sich ins Wasser.

Springen vom Beckenrand in die Arme der Eltern

Hierzu muss das Baby mindestens acht oder neun Monate alt sein. Damit es sich nicht beim Sprung ins Wasser an der Kante des Beckenrandes verletzt, sollte es auf dem vorderen Rand sitzen, die Beinchen baumeln ins Wasser. Halten Sie das Baby bei seinem ersten Sprung unterstützend am Oberkörper fest und locken Sie es ins Wasser. Nach ein paar „Sprüngen" wird das Baby selbstständiger und es braucht nur noch wenig Hilfe. Fangen Sie Ihr Kind aber immer rechtzeitig im Wasser auf und loben Sie es für den tollen Sprung. Damit es nicht langweilig wird, vergrößern Sie den Abstand zwischen Ihnen und dem Beckenrand. Das Baby muss so nun mit Mut eine größere Strecke zu Ihnen „überspringen". Vergrößern Sie die Distanz zum Beckenrand aber nur langsam.

Selbstständiges Springen mit Hilfsmitteln ins Wasser

Besonders, wenn die Kinder stehen können und die ersten Schritte ausprobieren, sind die „Sprünge" vom Beckenrand sehr beliebt. Gewöhnen Sie deshalb Ihr Kind frühzeit an das Springen mit Schwimmhilfen, damit nichts passieren kann. Das spielerische Üben des Springens auch in der Hocke oder sogar im Stand vom Beckenrand macht den Kindern viel Freude. Auch dabei fasst die Mutter anfänglich das Kind erst

Schon fast perfekt!

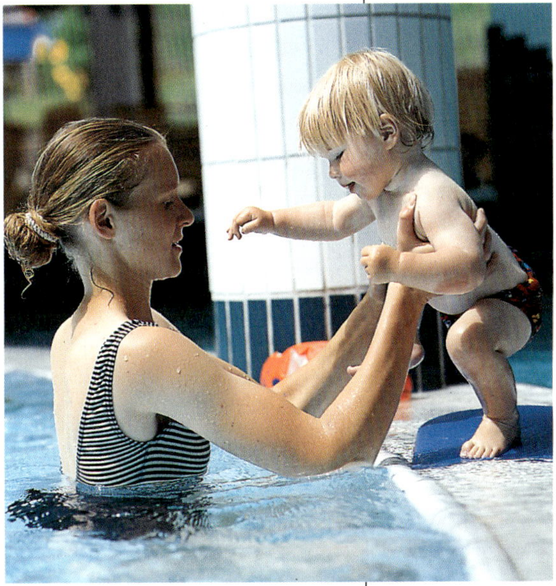

einmal im beidhändigen Achselgriff von vorne, um das Kind ins Wasser zu heben. Nach einigen geführten Sprüngen ist das Baby so mutig, dass es alleine den Sprung ins Schwimmbecken wagt. Jetzt zeigt sich, ob Ihr Kind angstfrei untertaucht. Ist das nicht der Fall, sollten Sie es nach dem Sprung auffangen. Wiederholen und üben Sie die Tauchübungen erneut. Ziel dieser Phase des Babyschwimmens ist es, dass das Kind allein in das Wasser springt, sich auftreiben lässt und dann zur Mutter oder zum Beckenrand paddelt.

Tipps für die ersten Sprünge

- Ziehen Sie das Baby niemals ruckartig an seinen Händen oder Armen ins Wasser – das kann Ihrem Kind wehtun!
- Springt das Baby von einer Matte, die auf dem Beckenrand liegt, ab, wird es sich kaum verletzen können.
- Kinder, die Angst vor der Höhe des Beckenrandes haben und zaudern ins Wasser zu springen, sollten niemals gegen ihren Willen ins Wasser gezogen werden! Haben Sie Geduld!

Übersicht und Zusammenfassung der Praxiseinheiten

Nach den ersten behutsamen Vorübungen in der Badewanne und der Auswahl des richtigen Schwimmbades geht es nun los.
Das Baby sollte zu diesem Zeitpunkt

- an Temperaturen von 32 Grad gewöhnt sein,
- Wasserspritzer am Körper ohne Protest tolerieren,
- ein Lieblingsspielzeug für das Schwimmbad haben,
- einen ärztlichen Gesundheitscheck erfolgreich bestanden haben.

Kontrollieren Sie vor dem Badbesuch anhand der Checkliste (siehe Seite 47), ob Sie auch nichts vergessen haben!

1. Übungsstunde

Nehmen Sie sich folgende Aufgaben vor:

- Kennenlernen der Umgebung des Schwimmbades.
- Erste Gewöhnung des Babys an das Wasser, zunächst im Sitz am Beckenrand oder auf der Treppe.
- Lernen des Armtragegriffs.
- Erster behutsamer Einstieg ins Wasser in sicherer Nähe der Mutter oder des Vaters.
- Wichtig sind viele liebevolle Körperkontakte zwischen Eltern und Kind, um dem Sicherheitsbedürfnis der Kinder gerecht zu werden.

Bleiben Sie nicht länger als zehn bis fünfzehn Minuten im Wasser.

2. und 3. Übungsstunde

Zum Beginn der zweiten und dritten Stunde wiederholen Sie mit Ihrem Baby den Einstieg in das Schwimmbecken. Anschließend werden Vorübungen zur Bauchlage im Wasser ausprobiert. Mit einem Ball oder einer Ente lässt sich das Baby ablenken und bekommt keine Angst. Damit es seinen neuen Bewegungsraum ausgiebig nutzen kann, wird das Baby von den Eltern ab der zweiten Übungsstunde mit dem beidhändigen Achselgriff in Bauchlage behutsam durch das Wasser geführt. Fassen Sie dazu das Baby beidhändig unterhalb der Achseln so, dass es bequem mit seinem knöchernen Brustkorb auf Ihren Händen liegt. Ihre Daumen können die kleinen Schultern des Kindes zusätzlich abstützen und sichern.

Achtung! Halten Sie das Baby nicht direkt in den Achselhöhlen fest, sondern stützen Sie beidhändig den knöchernen Oberkörper des Babys unterhalb der Achseln in Verlängerung der seitlichen Körperlinie.

Am Ende der zweiten Stunde können Sie Schwimmhilfen testen:

Schwimmringe, Schwimmkissen und Schwimmhilfen für Arme und Rumpf. Mit den Auftriebskörpern am Rumpf wird differenziert die Anpassungsfähigkeit des Kindes an die richtige Balance im Wasser geschult! Kontrollieren Sie bei den Bewegungsausführungen in der Bauchlage mit Schwimmhilfen besonders

- die Körperhaltung und
- die Körperlage an der Wasseroberfläche.

Wiederholen und Üben Sie den Achselgriff und gestalten Sie durch Spielformen wie das

- Luftballonfangen,
- Wasserballspiele und
- kurze Wettfahrten den Aufenthalt im Wasser erlebnisreich.

Unterstützen Sie die Bewegungsfähigkeit des Babys durch weitere beid- und einhändige Griffe in der Bauchlage wie den Oberkörper-, Badewannen- und Hüftgriff.

4. Übungsstunde

Neben der Gleichgewichtsschulung sollten Sie mit Übungs- und Spielformen in der Bauchlage das Baby zur verstärkten Eigenbewegung anregen. Es helfen

- Wasserspritzer,
- bewegtes Wasser,
- kleine Wellen,
- Spielsachen wie Gießkannen, Eimerchen und Förmchen.

Bleiben Sie, falls Ihr Kind nicht protestiert, bis zu 20 Minuten im Wasser.

5. Übungsstunde

Übungsziel ist die Rückenlage im Wasser.

- Üben Sie deshalb den Achselgriff in Rückenlage.
- Planen Sie einen abwechslungsreichen Rundgang durch das Wasser in Rückenlage ein.
- Spiele in Rückenlage an der Wasseroberfläche machen Spaß.
- Entspannung und Ruhe in der Rückenlage.

Bei der Durchführung der Rückenlage ist der permanente Blickkontakt zwischen Mutter und Kind wichtig!

6. Übungsstunde

Übungsziel ist das Gleiten an der Wasseroberfläche in der geführten Bauchlage.

- Fördern Sie mit Tempo und Richtungswechseln die Anpassung an unterschiedliche Gleitphasen in Bauchlage.
- Üben Sie das Ausgleiten zum Beckenrand.
- Üben Sie das Gleiten ins flache Wasser mit Hilfsmitteln (Sprosse, Stange oder Brettchen).

Wenn Ihr Baby mindestens sechs Monate alt ist, können Sie die Badezeit auf 30 Minuten steigern.

7. Übungsstunde

Lernziel ist das Gleiten mit Hilfsmitteln. Gleiten ist wichtig für das spätere Schwimmenlernen. Üben Sie es deshalb mit abwechslungsreichen Spielformen:

- Gleitübungen an starren Sprossen und Stäben.
- Gleitübungen am Brett, auf das sich das Kind, je

nach Könnensstand, auch etwas abstützen darf.
- Gleitübungen an einer biegsamen Noddle.
- Gleiten an der Wasseroberfläche mit Hilfsmitteln zu einem Ziel.
- Gleitübungen von Vater und Mutter und wieder zurück steigern die Motivation des Kindes.

8. Übungsstunde

Folgende Vorübungen zum Tauchen mit Mutter oder Vater werden gemacht:
- Spielerischer Kontakt mit dem Wasser an Rumpf und Gesicht.
- Spritz-, Regen- und Gießkannenspiele.
- Gemeinsames Beobachten von Tauchvorgängen von bekannten Gegenständen (Puppen und Plastiktiere).
- „Fischen" nach Spielsachen unter der Wasseroberfläche.

9. Übungsstunde

Tauchen ist für Babys ein besonders heikles Kapitel. Die wichtigsten Voraussetzungen für das Tauchen sind eine regelmäßige und ausreichende Wassergewöhnung, der angstfreie Umgang des Babys mit dem Wasser und die sichere Haltetechnik der Eltern. Und: Tauchen heißt nicht Tieftauchen! Folgende Voraussetzungen sind für die Vorbereitung des Tauchens unerlässlich:
- Wasserspritzer im Gesicht machen dem Baby nichts aus.
- Der Mundverschluss im Wasser funktioniert.
- Der Blickkontakt beim Auftauchen zu einer bekannten Person ist gewährleistet.

Lob verstärkt den Eifer Ihres Kindes!
Erfahrungsgemäß ist das Tauchen ein langer Lernprozess, gestalten Sie deshalb die einzelnen Übungs- und Spielformen zum Tauchen erlebnisreich:
- Lassen Sie das Baby Gegenstände aus dem Wasser fischen!
- Imitieren Sie Wassertiere beim Tauchen. Enten, Frösche und Fische …!
- Überlegen Sie sich Singspiele!

10. Übungsstunde

Das Gleiten und das Tauchen werden wiederholt. Üben Sie mit Ihrem Kind das Gleiten an der Wasseroberfläche und beobachten Sie die Reaktion des Kindes, wenn das Gesicht ins Wasser eintaucht! Kontrollieren Sie vor jedem Tauchversuch den Mundschluss des Babys.
Falls das Baby noch ein bisschen Nachhilfe braucht, üben Sie erneut

- mit sanftem Anpusten des Kindes,
- mit behutsamen Wasserspritzern,
- mit kleinen Wellen in Richtung Oberkörper des Kindes und
- mit Ihrem überdeutlichen Vormachen den Mundschluss vor dem Tauchen!

11. Übungsstunde

Das Baby darf sich einmal spielerisch im Wasser austoben! Wiederholen Sie die Übungs- und Spielformen die Ihrem Kind in den vorherigen Wochen ganz besonders viel Spaß bereitet haben.

Spiele sind wichtig für die motorische Förderung des Babys, außerdem fördern sie seine Motivation. Nehmen Sie sich einmal eine Übungsstunde im Schwimmbad nur zum Spielen auf – im – und unter Wasser!
Spiele in der ersten Lebensjahrhälfte des Babys sind besonders in der Körpernähe von Mutter oder Vater auszuführen. Möglich sind zum Beispiel

- Huckepackspiele,
- Laufspiele.

In der zweiten Lebensjahrhälfte ist das Kind selbstständiger und spielt gerne mit anderen kleinen Schwimmbadbesuchern im flachen Nichtschwimmerbereich mit mitgebrachten Eimerchen und auch Gießkannen.

12. Übungsstunde

Bei der Vorübung zum Sprung hilft der Beckenrand. Hier kann man sich

- festhalten,
- hochklettern,
- zur Seite hangeln.

Auf dem Arm der Bezugsperson werden weitere Vorübungen zum Sprung ausprobiert:

- kleine Auf- und Absprünge auf dem Arm der Mutter,
- kleine Luftsprünge.

Als letzte Vorübung zum Sprung erfolgt der geführte „Abroller" oder „Bauchklatscher" vom Beckenrand in die Arme der Mutter! Jetzt kann der Sprung aus der

- Hocke oder
- dem Stand vom Beckenrand gewagt werden.

Die ersten Sprünge werden von der Mutter oder dem Vater geführt, die nächsten Sprünge werden dann selbstständiger ausgeführt!

Unser Tipp:

In den weiteren Schwimmstunden sollten die Teillernziele der vorherigen Stunden immer wieder wiederholt und geübt werden. Variieren und kombinieren Sie die vorgeschlagenen Übungen immer wieder neu, damit der Aufenthalt im Wasser nicht langweilig wird!

Ausblick

Gegen Ende des ersten Lebensjahres kann sich das Baby mit Schwimmhilfen über Wasser halten. Lassen Sie Ihr Kind jedoch niemals unbeaufsichtigt im Bad – das Kind kann sich aus gefährlichen Situationen noch nicht selbstständig retten. Besuchen Sie mit Ihrem Kind auch einmal ein anderes Schwimmbad in Ihrer Nähe. Möglicherweise gibt es ja ein Erlebnis- und Spaßbad, in dem Ihr Kind mit Ihrer Unterstützung ausgiebig rutschen und spielen kann.
Ihr Kind hat sich durch die regelmäßigen Besuche im Schwimmbad an das Wasser gewöhnt und fühlt sich sehr wohl im Wasser. Wenn Sie weiterhin regelmäßig zum Spielen und Planschen fahren, steht einem späteren Schwimmenlernen nichts im Wege.

Was kommt nach dem Babyschwimmen?

Noch kann Ihr Kind nicht schwimmen und ist weiterhin im Wasser auf Sie angewiesen! Es hat lediglich gelernt sich mit Hilfsmitteln wie Sprossen, Inseln und Schwimmflügeln zielgerichtet im Wasser fortzubewegen, aber es ist nicht in der Lage, sich in „brenzligen" Situationen zum Beckenrand zu retten.
Aber Ihr Kind ist an das Wasser gewöhnt, es kann sich mit Unterstützung aktiv im Wasser bewegen und es hat weitestgehend unbewusst wichtige Ziele für das spätere Schwimmenlernen erreicht.
Im zweiten Lebensjahr folgt die Aufbauphase zum Kleinkinderschwimmen, das heißt Wasserbewältigung mit den Teillernzielen Auftreiben, Gleiten, Tauchen, Atmen und Springen.
Auch in den zwei Jahren nach dem Babyschwimmen sind die Eltern die wichtigsten Begleiter im Schwimmbad und die Kinder spielen, bewältigen und gewöhnen sich mehr und mehr an das Wasser. Sie werden mit Spiel- und Übungsformen zum Ausprobieren, Experimentieren und Toben im Wasser angeregt.
Nehmen Sie für mehrere Kinder Bälle, Flossen, Schnorchel oder Taucherbrillen mit ins Schwimmbad, damit die Kinder neue Bewegungsformen ausprobieren können. An Regentagen bietet sich ein Besuch in einem Erlebnisbad als eine willkommene Abwechslung an.
Ein gezieltes Schwimmenlernen bietet sich erfahrungsgemäß frühestens im vierten oder fünften Lebensjahr an. Konzentriertes Lernen über einen längeren Zeitraum fällt den Kindern vor diesem Alter sehr schwer. Sie wären überfordert.

Anhang

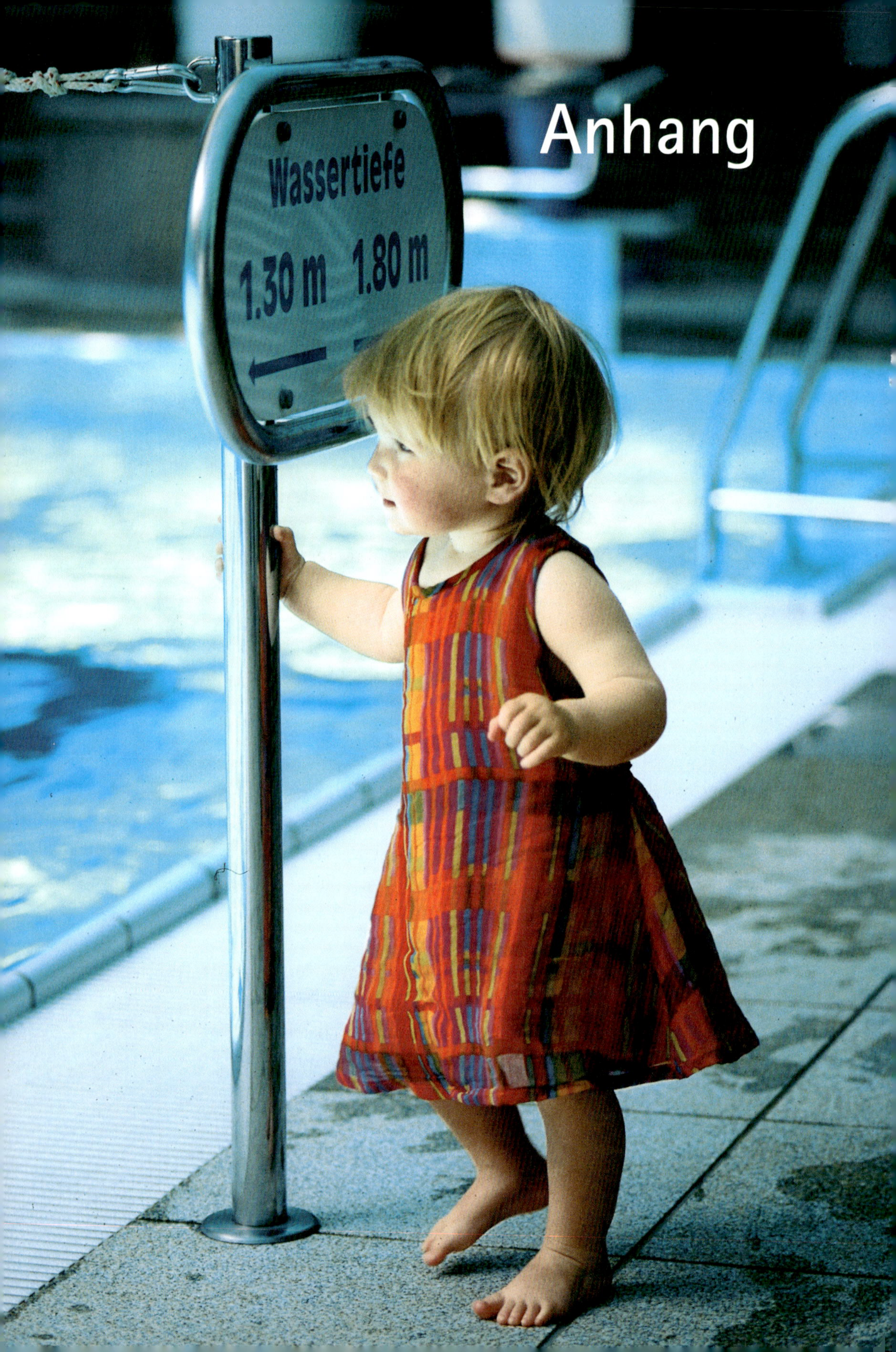

Nützliche Adressen

Deutscher Schwimm-
verband e.V.
Korbacherstraße 93
34132 Kassel
Tel. 05 61/94 08 30

Deutscher Schwimm-
verband e.V.
Im Neuenheimer Feld 710
69120 Heidelberg
Tel. 0 62 21/41 16 43

Deutscher Sportärztebund
Kommission Kinder- und
Jugendsport
Universitätskinderklinik
Langenbeckstraße 1
55101 Mainz
Tel. 0 61 31/1 71

Deutsche Lebens-
Rettungsgesellschaft e.V.
(DLRG-Präsidium)
Alfredstraße 55
45130 Essen
Tel. 02 01/78 41 68

Aktionskreis
Psychomotorik e.V.
Kleiner Schratweg 32
32657 Lemgo
Tel. 0 52 61/97 09 70

Deutsche Sporthochschule
Köln
Institut für Schwimm-,
Wasser-, Winter- und
Kampfsport
50927 Köln
Tel. 02 21/49 82-0

Universität Heidelberg
Institut für Sport- und
Sportwissenschaften
Seminarstraße 1
69117 Heidelberg
Tel. 0 62 21/5 40

Universität Frankfurt
Institut für Sportwissen-
schaft
Senkenberg-Anlage 31
60325 Frankfurt/M.
Tel. 0 69/79 81

Sportzentrum der Techni-
schen Universität München
Zentrale Hochschulsport-
anlage im Olympiapark
Conollystraße 32
80809 München
Tel. 0 89/9 89 01

Literaturhinweise

Ahr, B.: Schwimmen mit Babys und Kleinkindern. 2. Aufl., Trias Thieme Hippokrates Enke, Stuttgart 1993.

Bauermeister, H.: In der Badewanne fängt es an. Copress, München 1984.

Bresges, L.: Schwimmen im ersten und zweiten Lebensjahr. 2. Aufl., Kösel, München 1981.

Diem, L., Bürger, R., Bussmann, U., Groten, H., Siegling, V.: Säuglingsschwimmen. Der Bundesminister für Bildung und Wissenschaft (Hrsg.), Bonn 1981.

Cherek, R.: Babyschwimmen als Entwicklungsanregung bei unbehinderten und behinderten Kindern. Motorik 4:150, 1981.

Clevenger, C.: Babyschwimmen. Goldmann, München 1986.

DSÄB: Stellungnahme zum Babyschwimmen, 1994.

Graumann, D.: Übungsleiterausbildung Babyschwimmen. Pflesser, Flintbeck 1995.

Graumann, D.: Babyschwimmen. Pflesser, Flintbeck 1996.

Fastrich, E.: Schwimmunterricht im Vorschulalter. Ärztl. Praxis, München 1973.

Freitag, W.: Schwimmen. Rowohlt, Hamburg 1977.

Friele, K.: Babyschwimmen. Hessische Schwimmjugend 1989.

Lewin, G.: Schwimmen mit kleinen Leuten. Sportverlag, Berlin 1981.

Illing, S., Spranger, S.: Klinikleitfaden Pädiatrie. Jungjohann, Stuttgart 1992.

Mayerhofer, A.: Schwimmbewegungen bei Säuglingen. In: Archiv Kinderheilkunde, Stuttgart 1953.

Mönkemeyer, K.: Schon Babys lernen mit Vergnügen – Wasserspaß mit Kindern bis 6. Pflesser, Flintbeck 1995.

Niewerth, H., Lütkebohmert, H.: Wassergewöhnung mit Kleinkindern. Pohl, Celle 1988.

Wilke, K.: Anfängerschwimmen. Rowohlt, Hamburg 1979.

Zeiß, G.: Babyfitness: Massage, Spiele, Gymnastik, Schwimmen für Kinder im ersten Lebensjahr. FALKEN, Niedernhausen 1994.

Zimmer, R.: Handbuch der Sinneswahrnehmung. 2. Aufl., Herder, Freiburg 1995.

Register

Zum Thema „Babyfitness“ sind im FALKEN Verlag mehrere Titel erschienen; überall erhältlich, wo es Bücher gibt.

Dieses Buch wurde auf chlorfrei gebleichtem und säurefreiem Papier gedruckt.

Der Text dieses Buches entspricht den Regeln der neuen deutschen Rechtschreibung.

Wir danken dem „Aquaria“, Oberstaufen für die freundliche Unterstützung.

ISBN 3 8068 1873 8

Umschlaggestaltung: Elisabeth Berthauer
Titelbild: TONY STONE IMAGES, München
Foto Umschlagrückseite: ZEFA, G. Kufner, Frankfurt am Main
Fotos: Heidi Velten, Isny
Layout: Ohl Design, Wiesbaden
Redaktion: Herbert Habicht
Herstellung: Albert Brühl

Satz: Raasch & Partner GmbH, Neu-Isenburg
Druck: Druckhaus Cramer, Greven

817 2635 4453 6271